はじめに

精神医療に携わって以来、ずっと定点観測を続けてきました。働く場所は弘前から始まって金沢、大阪、長野、山梨と移り、病院も民間精神科病院をはじめクリニックや総合病院までさまざまでした。しかし一貫して、診察室が私の居場所でした。私は診察室からほとんど一歩も出ず、人を、時代を、定点観測してきたようなものです。私の一生を動画にして早送りしたなら、私だけが動かず、何万人もの患者さんが部屋に入ったり出たり、椅子に座ったり立ったり、を繰り返していることでしょう。でも、定点観測という単調な繰り返しの中でこそ見えてきたものがたくさんあります。そんな変わり映えのしない毎日だったある日、「新聞に連載を書く」という機会が与えられることになりました。以前住んでいた町でも、頼まれて新聞の連載を書いたことがありましたが、元来、書き物のプロではありません。しょせんは現場重視の一精神科医にすぎません。お願いするほうも、なかなか度胸があるなと思いました。ですから自分のできる範囲でお試しとして書いたものをお見せしました。「この程度しか書けません」と差し出したところ、「いえいえ、こんな感じがいいのです」「こういうの、ぜひ読んでみたいです」。記者の方にそう言っていただいて連載が始まりました。

何もない白紙から文字を探り出して書いていく作業は、苦しい作業でした。でも、自分の中からどんな文章が生まれるんだろうと未知の探検をするのは、決して苦しいだけではなく、新鮮で楽しい作業でもありました。そんなふうに自分の心と患者さんの心を行ったり来たりしながら、旬を大事にして書いたので、山梨で生まれる桃やブドウのように新鮮な文章になりました。みなさんから「励みになる」「癒された」と好評をいただいたのは、不器用ながらも時間をかけ、自分の心と向き合いつつ生みの苦しみを経てできた、うそのない文章のせいだと思います。読者だったたくさんの方々にも再び手にとっていただけるとうれしいです。

目次

カバー・本文中写真・北村絢子

こころ曇りのち青空

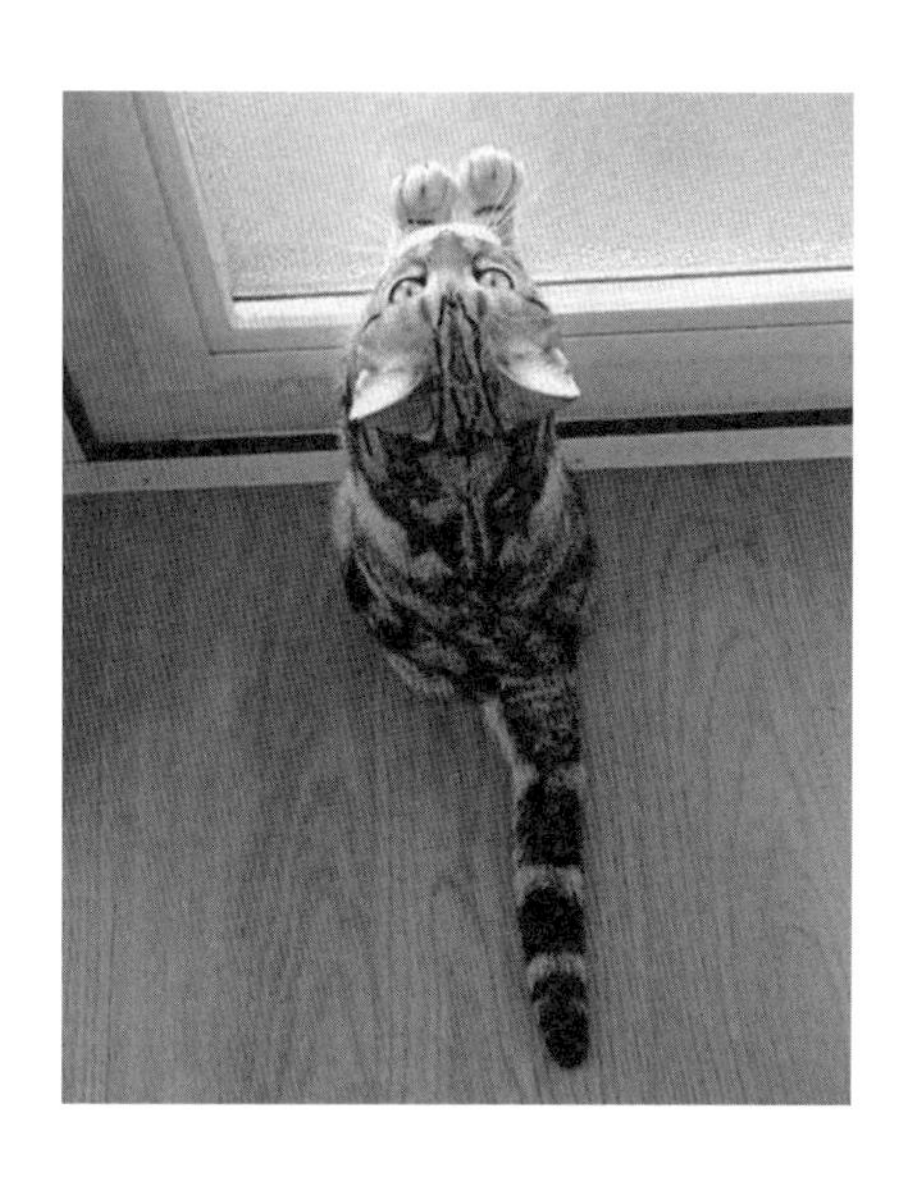

本書は平成27年7月1日付から同30年6月20日付の山梨日日新聞紙上に連載された「Dr.あやこ精神科医のしあわせ論」（全71回）を加筆・訂正し、単行本化したものです。

会話のボール受け取る

最初からぶっそうな話ですみません。

私の患者さんが診察室に入った途端「私、今……人を殺してきたんです」と言ったなら。多分、私はとても驚くと思う。

そして表情ひとつ変えることなく言うと思う。ただ「……そう」とだけ。

患者さんの訴えを診察室という名の密室で聞き続けて何十年。時代は変わり、病気の様相はすっかり変わったけれど、「人の話を真っ白な心で聞き続ける」というスタンスだけは変わることなく続けてきた。そして何十年続けてきても、一番難しいと感じるのは「人の話を聞く」ということである。

そんな私が伝えたいこと、それは、会話とはまず、投げられたボールをしっかり受け取ることだ。

なあんだ、と思われるかもしれない。

分かっている、と言うかもしれない。

ところがどっこい。そうはいかない。自分と同じ考えである時には「そうそう」と素直に聞けても、反対意見だったり、思いもよらず「学校に行きたくない」「やめたい」などと言われたりした時に、まず「そうなんだね」と言える人はとても少ない。

たいていの人は、困ったことを言われると相手のボールをしっかり受け取る前に、急いで投げ返そうとする。

私にも若いころ、苦い思い出がある。それはある若い女性の患者さんだった。彼女の会社の上司の息子もまた、私のクリニックに通っていた。ある時彼女から「先生、私がここに通院していること彼にしゃべったでしょう」と言われた。身に覚えのない私は被害的になり疑っている彼女の気持ちを受け止める前に即座に否定した。心外だった私は「言うわけがない」と言い、彼女は黙った。そして話はそこで終わったと思っていた。

ところが、その後、彼女から長い手紙が届いた。「先生は不安な私の気持ちを分かってくれる前に、怖い顔をして否定し自分を主張した」と書かれていた。

「殺してきました」と言われても受け止められる私が、危険が自分の身に及んで余裕をなくすと、受け止めるどころか自分の身を守るのに必死になっていた。

反対の例を挙げたい。

先日、私がこの連載を引き受けた直後、急に自信がなくなり、新聞社に電話をして訴えた。部長さんが出てくれて「そんな気持ちでおられたんですか。気がつかなくてごめんなさい。でも大丈夫」と言ってくださった。「そんな気持ちでいらしたんですね」と投げたボールを受け止めてもらっただけでなんだかとてもうれしく「頑張ってみようかな」という気持ちになれた。

不思議である。

分かってもらえていないと思うと人はしつこく訴えたくなる。分かってもらえたと思えた途端にすっとして、案外「もう少しだけ頑張ってみようかな」などと思えてくる。

言葉の魔法。上手に使ってまわりの笑顔、引き出したいものである。

愚痴上手ですっきり

先回、会話はキャッチボールのようなもの。まずボールをしっかり受け止めることが大事と書いた。

今回は逆の立場からである。

毎日、診察室で多くの患者さんの話を聞く。「この1カ月はどんな調子でした?」とまず話を振るのは私である。

その後、患者さんが話す内容はさまざまだけれど、好転しやすい人としにくい人に何か違いがあるか考えてみた。

今日いらした50歳の男性は、職場や仕事の中で葛藤を抱えておられ、いまひとつ体調不良が好転しない。

「どうですか?」とお聞きした。

「やっぱり、もやもやします。人間関係って難しいです。いろんな本も読んでみるんですが、ピンとくるものもないし」とおっしゃった。

「どんな時に？」と話を向けても、いかに体調不良がつらいか、気分がすっきりしないかについての話に終始してしまって、持ち時間の10分、15分はあっという間だった。

次に来た患者さんは38歳の女性だった。

「ぐっすり眠れないんです。質の良い睡眠が欲しいんです」とおっしゃった。続いて彼女は「仕事を3人で組んでいるんですけど、私以外の若い2人が仲がいいんです。こないだ、私の仕事が遅いので残業していたら、2人して攻撃してきたっていうか、あなたの要領が悪いから自分たちまで帰れないって、いじわるな言い方で」

彼女の話はとても具体的で、職場の状況を想像しながら聞いていった。

何より共感もできるし、アドバイスもしやすい。

では具体的に語れるとはどういうことだろう。

やはり、普段からまわりを客観的に見て自分の置かれている状況を知ったり、自分の心の動きに注意を払ったりしていないとできないことだ。

人は人間関係の中でいろんなストレスを受けている。いくら自分がおとなしくしていても、問題があちらの方から勝手にやってくる。そして悩む。

そんな時、誰かに話を聞いてもらうと本当にすっきりする。

しかし、その話し方にはやはり工夫が必要だ。

例えば「ちょっと愚痴を聞いてほしいんだけど、いい？」と断ってから話す。

また、愚痴と相談事は違うので「迷っているの。ちょっとあなたの意見を聞きたくて」と最初に言うと分かりやすい。そしてあくまでも、愚痴も悩みも、相手が想像しやすいように。また相手や周囲の悪口だけにとどまるより、自分のことではあっても、その自分を「もうひとりの自分」が見ているように話すと、聞く人の気分を重くしないですむし、より効果的でもある。

愚痴上手になって今日のもやもやを明日に残さず、すっきりした気分で朝を迎えたいものだ。

趣味と娯楽は別もの

この春から趣味としてオカリナを習い始めた。

患者さんや家族にとっても「趣味」はかなりの関心事だ。仕事で定年を迎えたり、うつ病で悶々としていたりする人に対して、家族が「趣味を持ってほしい」と言い出すケースが多い。その時、私は「趣味を持つことは仕事より難しいので無理強いしないで」と家族に言う。

仕事は「今日からやめます」というわけにいかない。でも趣味をやめる理由なんて山ほど見つかる。

若いころ、こんな文章に出合った。「趣味とは向上の苦しみが伴う愉しみ。娯楽とは向上の苦しみが伴わない愉しみ」。それ以来、自分の中で趣味と娯楽をはっきり分けるようになった。

そして患者さんには「趣味を持つことは難しいので考えなくていい。でも娯楽はできるだけたくさん持っていた方がいいよ」と話す。

娯楽は向上の苦しみが伴わないので、続きやすい。ビデオや音楽の鑑賞、散歩、ウインドーショッピング、気ままに楽器をつまびく、読書、ゲーム、テレビ……挙げたら切りがない。気持ちが乗らなければしなくていい娯楽をたくさん持っていることは、病気の回復や人生の充実度に貢献する。

さて、話を「趣味」に戻そう。

趣味を持つことは難しいのであまり考えなくていいと思うが、ないよりはあった方がいい。「趣味」の見つけ方だが、子どものころどんなことに関心があったか思い出すといい。何も思いつかない場合には、現実の生活の中でいろんなことに関心を持ち、機会があればなんでも手を出してみることだ。

「忙しいから無理」「三日坊主に終わるんじゃないか」「自分の苦手分野だから」というのが三大妨害要素である。

しかし心配はいらない。

これは私の説であるが、一つの趣味を一生かけて追求する人はどこか特別だという気がする。信念と頑固は紙一重だし、一つのことに固まってしまうより、いろんなことに挑戦する方が楽しいではないか。いったん始めたものをやめると、やめ癖がつくと言って、日本人は自分にも子どもにも無理を強いる傾向がある。でも合わないものを無理に続ける必要などない。やめるからまた、新しいことに挑戦できるというメリットはとてつもなく大きい。

「〇〇1日講座」に出てみる。合わないと思ったら3日でやめる。3年、10年と続けた趣味も現実の暮らしの中で無理が生じると思ったら潮時だ。好きなものや得意なものより、苦手だと思っていたことの方が「伸び代」が大きいのでやってみるといい、というのは認知症予防のアドバイスだが、これは一般にも通じる。

無理に趣味など持たなくていい。が、あれば時にはとってもつらく、そしてちょっぴり楽しい。

母と娘 人生はそれぞれ

年に一度の「お盆」の季節。墓参りや帰省、家族だんらんのこの時期、「帰省したくない」「母に会いたくない」という女性患者さんが意外に多いことに最初は驚いた。

平穏な家庭生活を営み、小学生の娘さんが2人いるA子さんとは、もう何年にもわたるお付き合いだ。彼女から「実家は車で1時間ほど。夫婦2人暮らしの母親から、孫たちの誕生日など記念日ごとに誘われる。でも行きたくないんです」と言われた時、私はすぐに返事ができなかった。カウンセリングならそこから話が始まるのだろうが、十数分の診察では、患者さんも深いところまで聞いてほしいわけではないことが察しられた。

私は「いろんな母子の関係があってもいいと思うよ。行きたくないって言えないの?」と言ってみた。「言えないんです。罪悪感が出てきます。でも私は母と相性が悪いんです。苦痛です」。お説教をしても意味がないと思った私は「お母さんを重く感じる人は結構いるよ。子どもたちだけ送り出してあげればどう?」と提案した。それ以来、孫たちは実家に行くが、A子さんはもう何年も母親と会っていないはずだ。

A子さんの了解のもと、一度だけご両親と会ったことがある。

今はやりの田房永子著『母がしんどい』、信田さよ子著『母が重くてたまらない』、岡田尊司著『母という病』などの本に見られるような重苦しいお母さんに見えなかった。

「なぜか分からないけれど、娘さんはお母さんが苦手らしいんですよ。お母さんもご自分を責めないでください。子どもっていうのはね、この世に出てくる時、お母さんのおなかを借りるだけなんです。お母さんの持ちモノじゃなく、通り道なだけです。だから20歳を過ぎたら別人格。別々の人生を歩むことが一番です」と持論を展開した。この持論、お母さん方に結構受ける。

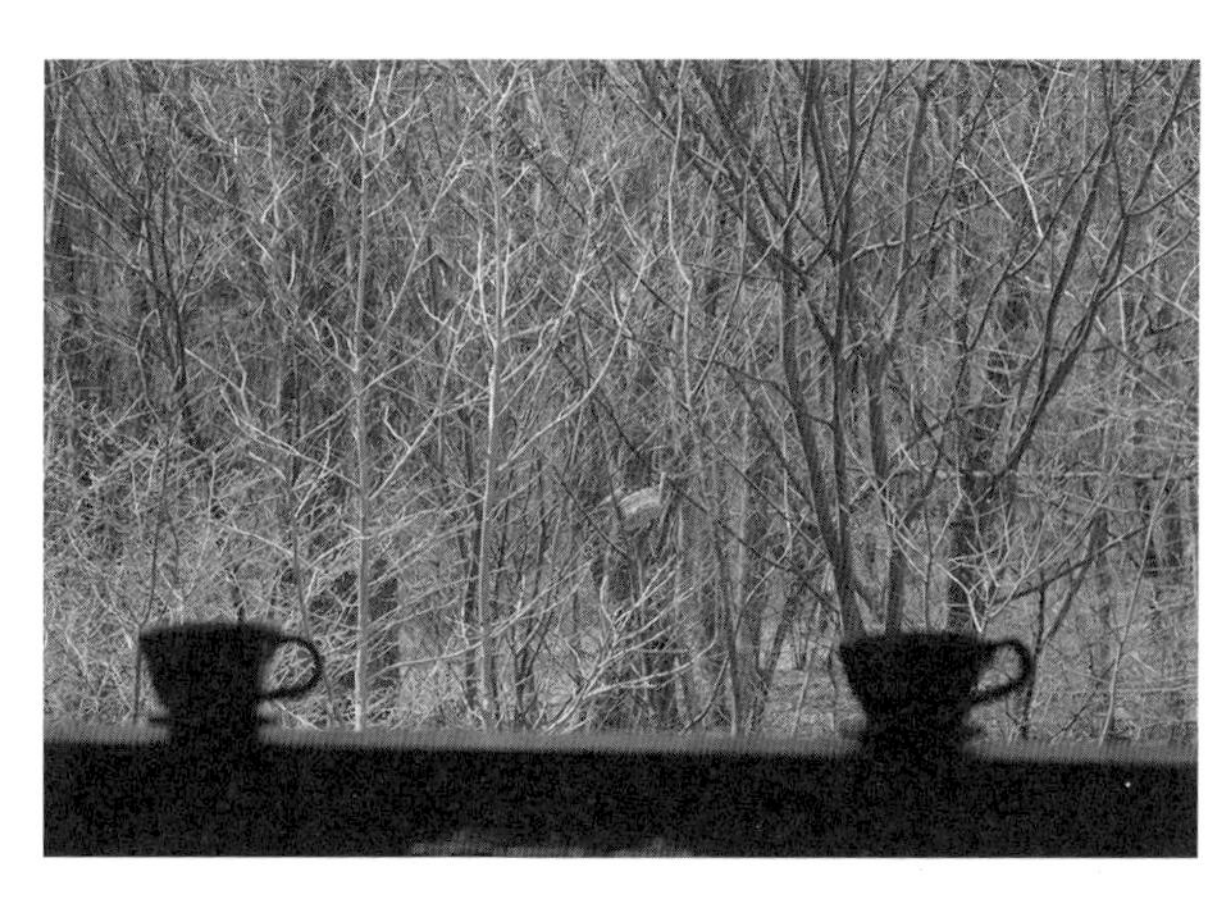

「兄弟、顔は似てるけど性格が全然違うんです。道理で」「考えや価値観が親と似てないんです。なるほど」と笑いを誘う。私は「身体を借りるから顔や体形は似るんですよ」と返す。

また反対の場合もある。母親が娘をかわいいと思えない場合だ。これもまたタブーで「子どものいない人のことを考えなさい」と諭されそうだ。でも、そんなお母さんは病気の子どもを持っていることも多く、どこかで頑張り過ぎたのかもしれない。いいお母さんでいたい。子どもの気持ちに添ってあげたい。なんでも頑張り過ぎるとどこかで無理がきて、結局は嫌いになってしまうことがある。

母と娘、時には難しい関係だが、どんな場合でも自分を責めず無理せず、それぞれの人生を精いっぱい楽しんでほしい。

〈注〉
田房永子著『母がしんどい』（新人物往来社）
信田さよ子著『母が重くてたまらない—墓守娘の嘆き—』（春秋社）
岡田尊司著『母という病』（ポプラ新書）

人間関係こそ心の良薬

精神科の治療は、子育てに似ている。

ということに気づいたのは、ある新聞の連載を頼まれた15年前だ。

神戸や佐世保で起きた殺人事件など少年による犯罪が目立ったそのころ、私は金沢にいた。金沢の新聞社から「だから子供はキレる」という題名の連載を頼まれ、児童が専門ではないのに文章がどんどん出てきた。その時、統合失調症の方の治療や社会復帰に長らく関わってきた経験がまさに「子育て」に似ているからだ、と気づいたのだった。

私が診察室で患者さんと向き合う時、まず考えること。

それは病気の重症度によって「子育てのどの時期まで遡って関係を持っていったらいいか」ということだ。精神症状が激しくて関係をつくりにくい方や、話す元気もないほど落ち込んでいる方の場合には、生まれたての赤ちゃんの時期にまで遡る必要がある。それはどんなに叫んだり、駄々をこねたりしても、それを非難せず受け入れることである。また、話せない状態でも焦らずに「待つこと」である。

高校の時までバリバリのスポーツマンだったA君は、こだわりが強いため、それが遠因となっていじめに遭い、学校に行けなくなった。中退した後、清掃業で働いていたが、25歳の時、突然仕事をやめ、家に引きこもってしまった。病院に来たきっかけは眠れなくなったことだ。

最初のころ、A君はうつむきがちで暗く、ほとんど会話もなく、うなずく程度であった。仕事ができなくなった自分を責め、親や世間に肩身が狭いと感じるばかりだった。そんなA君と対面しながら「今は、今のままでいいんだよ」と言ったり、黙りこむA君の気持ちをなぞるようにただ一緒に黙っていたりすることもあった。

そんな期間が1年以上も続いただろうか。

あるころからA君は、私に対して、心を許し始めたと感じた。次第に顔を上げ、視線を合わすようになった。声も大きくなり、たまに笑顔が見られるようになった。何もできない自分でも、そのままで認められていると感じると、人は心を開き始める。少しずつ会話が増えていった。ただただ泣き叫んでいた赤ちゃんが、安心して泣きやみ周りを見渡し始めたかのようだった。

心の病は薬だけでは治らない。

人間と人間の関係の中でしか治っていかない。

それが「重い心の病気」の場合には、専門家による育て直しが必要だということだろう。

私たちにとって人間関係は時に大きな悩みの種。しかし同時に、心が最も大きく育つのも、気づきが得られるのも、人が人にかける手間暇の中でだと思う。

「得意が面倒」過労の兆候

暑い夏が終わり季節の変わり目、疲労がたまって体調を崩す方が多い。疲労というのは見えにくいものだ。だが、すべての病気や不調の裏に「疲労」や「過労」が隠れていると言われる。そこで今日は私が使っている、とっておきの疲労度測定法をご紹介しよう。

さて、一日の暮らしは家事をはじめ、多数の作業の集まりで成り立っている。例えば朝起きてからの身支度に始まり、食事の支度、洗い物、洗濯、掃除、整理、運転、買い物、子どもの世話、世間付き合い、草むしり、花の手入れ、テレビや新聞で情報を得るなどである。

この中から自分にとって「好きで得意なこと」は何だろうと考えてみてほしい。次に「苦手で不得意なこと」も同様に考えてみよう。つまりは、それらをものさしとして疲労度を測るやり方なのだ。

この際、「やらねばならない」かどうかは横に置いといて、自分にとって、好きで得意で割合自然にやれてしまうことと、苦手で不得意なので無理してやっている家事や雑用を、自覚的に自分の中でしっかり分けることだ。その自覚がまず大事である。

好きなことは、たいていは少々疲れていてもできるものだ。それがおっくうになるということは相当疲れている時なのだ、というのが私の仮説であり、今回一番言いたいことである。

例えば私の場合は少々疲れていてもキッチンに立てるし、気分転換になることさえある。ところがなぜか料理がおっくうで気が乗らない時がある。私はそんな時、しっかり自分の疲労度は高いと自覚し、無理をせず休むことにしている。逆に整理や掃除は苦手である。たまに整理や掃除がはかどる時があるが、それは私にとって特別に元気な時なのだと思う。

私は疲労度を自分なりに数字化して手帳にちょこっと書き続けることで、とても忙しく、また病気がちな日々を無事に乗り切った経験がある。健康な人にとっても疲労は無関心ではいられないはずだ。うつ病を患った方、持病のある方、ご高齢の方、仕事や育児などに忙しい方、また疲労を自覚できないまま肩こりや頭痛などを起こしてしまう方にとっても、疲労を早めに自覚することはとても大切だ。

ところが、得意なことができなくなると、皮肉なことに人は「これくらいできない私じゃない」「こんなはずじゃない」と思って、逆に自分を頑張らせることが多い。得意なことさえできないくらい疲れがたまっている時だという事実が隠れてしまうのは、怖いことだ。疲れに敏感になり、休み時を知ることで、ぜひ疲れをため込まない暮らしを心がけてほしい。

第二の人生こそ本番

何年に1回かのシルバーウイークで巷はにぎわっていた。わが家のご近所でも、祖父母たちが孫を相手にはしゃいでいた。

実は今、空前の祖父母ブーム。元気と時間と経済的余裕のある熟年世代と孫との関わりが密になっている。そのため、祖父母のいない子どもを持つ女性がうらやましがる。孫のいない方も、祖父母のいない家も肩身の狭い時代らしい。

思い起こせば、私の祖母は「孫かわいい」の典型だった。祖母の生きがいは私。私が18歳で大学に進学して家を出てしまったその後、10年生きた祖母は寂しかっただろう。毎朝11時に、郵便受けを見に行くのが日課だったらしい。私から手紙が来てないかと。

反対に、老衰のため96歳で亡くなった夫の祖母は、畑通いが日課。猫を飼い、田舎町にただ一つの映画館に出かけ、そして友達と花札で賭けては「負けた」と悔しがるマイペースで気ままな祖母だったという。夫はかわいがられた思い出もないらしい。でも私は夫の祖母の生き方、「何だか好き」と思ってしまう。

前置きばかり長くなってしまった。私の一番言いたいこと。それは、若い頃の私は、子育てが終わってからの人生がこんなに長いとは知らなかったということだ。知っていたら仕事の仕方も子どもの育て方も違っていただろう。

子どもに手がかからなくなってから30年以上、孫がかわいい盛りを過ぎてからさえ、20年近くあるのが長寿社会だ。昔はそれを「余生」と呼んだ。そして「余生」は悠々自適が理想と言われた。今、第二の人生を「余生」と呼ぶには長すぎる。

かつての私のように若い人はもちろんそんな先のこと、想像さえしていない。彼らは子育てや仕事やローンに追われる今が人生の最盛期であり本番であり、世界は自分を中心に回っていると思っているだろう。

では熟年世代はどうか。寿命が分からないのをいいことに「私、長くは生きない」など根拠のない口癖で将来をごまかす。その結果、第一の人生から第二の人生になんとなく惰性で流れ込むことになりがちだ。

でも、この長さと意味をきちんと知った上で計画を練ってみたらどうだろう。若い頃の仕事をさらに充実させて、豊かな刈り取りの時期にするのもいい。新たな楽しい計画だって30年もあれば実現するよ。あらかじめ、人生に二つの山があることを知っておく意味はあると思う。

実は、子育ては人生のリハーサル。それが終わった後の人生こそ、むしろあなたが主人公として活躍する人生ドラマの本番なのよ、などと言ったら、きっと皆さん目をまあるくして驚くでしょうね（笑）。

朝の気分を大切にしよう

「先生、朝起きた時はいいんです。でも夕方から気分が憂鬱になります」「へえ、朝はいいのね。うつ病の人は朝の気分の方が憂鬱なんだよ」「じゃあ、僕の憂鬱感は何ですか」「疲れですよ。きっとやり過ぎです。疲れてくるんです」「でもやっていることは普通です」「他の人には普通でも、今のあなたにとってはやり過ぎなんじゃない」
とまあ、患者さんとの会話は続いていく。うつ病の症状に「朝の気分が悪く、夕方から夜にかけて気持ちが楽になる」というものがある。だから朝起きた瞬間の気分を聞くのは、精神科医にとってとても大切な質問だ。

朝は眠いし、会社もあるしで、どうしても気持ちが重くなりがちだ。しかし、ここで言う「朝の気分」とは、そういうことを思う暇もない目覚めの一瞬のことである。これは意識してみると誰にでもある。朝起きた瞬間の気分はその人にとって「その時期の基底の気分」である。そしてそれは薬ですぐに改善できるものではない。うつ病が良くなるに従い、自然に改善されていくものなので、うつ病改善の目安としても使える。

これらは一般の人にとってもバロメーターとなる。うつ病でなくても、目覚めた瞬間、嫌な気分のする方がいる。そんな場合も基底の気分は「うつ」だと考えていい。例えばストレスいっぱいの環境で働いている方とか、家族の病気で介護が大変な方などが例として挙げられる。自分に負荷をかけない考え方や暮らし方を手探りするといいだろう。

さて、今日の状態は昨日の結果であるというのが私の考えである。つまり、今日の調子が悪い時に、今日の出来事の中から原因を見つけるのは筋違いだということだ。昨日起きた出来事、昨日の過ごし方の中にすでに無理があるのだ。

「今日」という日は「昨日の結果」「昨日の続き」だ。昨日が「うつ病の自分」なら、今日の朝起きた

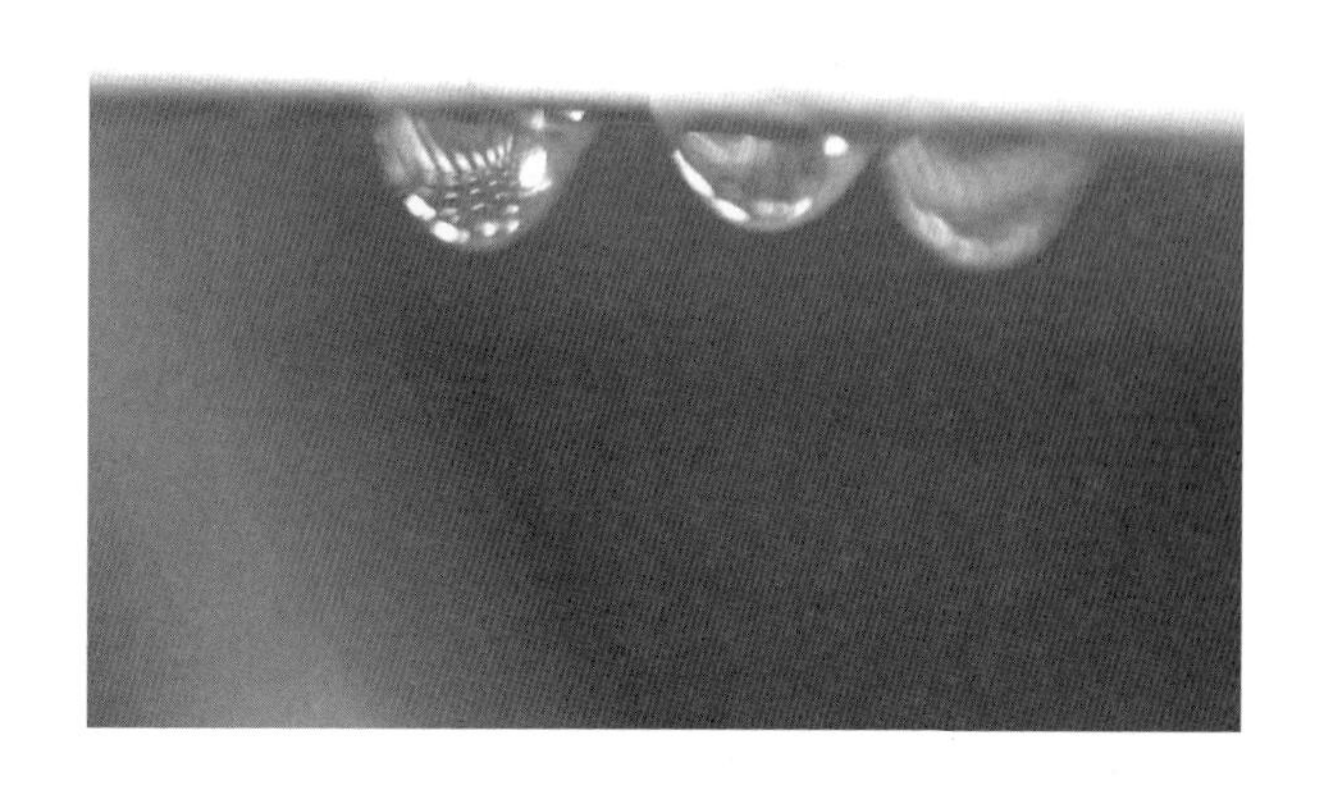

瞬間から憂鬱なのは当たり前である。「昨日の自分が無理していた」なら、寝ている間にすっきり解消できる程度の疲れでないかぎり、朝の気分は悪い。身体の調子も悪い。

「今日という日」はいろんな意味で「昨日の結果」であると知れば、「なぜ、こんなに具合が悪いのだろう」と悩んだ時、昨日、何か自分は無理しなかったか、何か意に添わないことをやり過ぎなかったか、という視点で考えることがヒントになって、自分を知る。

毎日の積み重ねの結果、私たちは「今日」という日を迎えた。明日を思い煩うことなく今日という日を大切に使えば、きっと自然にいい明日につながっていくだろう。

モノの量ではない幸せ

昔、よく往診をした。通院を拒否する統合失調症の方のおうちだ。家の中に「何にもない」ことが多くて驚いた。

何かに関心を持つと、どうしても「モノ」が増えることが多い。まったく何にもないガラーンとした部屋を見ながら、その時、その患者さんが陥っている虚無感などに思いを馳せたものだ。

一方では、多くのモノを収納しきれない人が増え「収納術」の本が出始めた。その次が「断捨離」になった。「断捨離」が発展して行き着く所まで行き、今では「ミニマリスト」という人たちの本が書店に平積みされている。

「ミニマリスト」と称する方の部屋の写真を見ると、昔、統合失調症の方の家に往診に行った時の風景を思い出す。それこそワンルームの部屋に、布団と1組の食器だけ。テーブルさえ、収納ボックスを兼ねた箱であったりする。「本当にそれだけで生活できるの」と問いたくなる。

しかし、彼らはインターネットを通じて社会とつながり、いろんな情報を持ち、無理のない時間で仕事をしている。そういう形で社会とつながることを選んだ結果なのだ。

私の病院の隣に小さなグループホームが建っている。病院を退院した後、民間のアパートで生活する力やお金のない方がここで暮らしている。

ここにも持ち物の少ない人たちが住む。ある人は資産家の家に生まれ、豪勢な自宅を持っているのに、その家を空き家にしてまでホームに入居している。また、共同作業所で働いたり、病院のデイケアに通ったりするのが日課の人もいる。

皆さんの暮らしは質素、部屋は超シンプル。多くのモノや責任を背負って息切れ切れに暮らしている私から見ると、その方たちが身軽で飄々と生きているように見えて羨ましい。私がそう話すと、彼らは「先生も飄々と生きているように見える」と言ってくれる。そこで「モノを持っていてもいなくても、人生の苦楽はほとんど同じねえ」と、2人で笑い、お互いにそこそこの幸せを確認するのだ。

幸せが環境に左右される比率はたかだか10%だそうだ。「なるほど」と思う。

その理由として、どれだけお金持ちでも、それに慣れてしまえば当たり前。高学歴しかり、大邸宅しかり、美貌しかり。すべては「慣れ」の現象が起きるせいで、いずれそれらは「当たり前」となる。そして持っているモノはすっかり忘れ、ないモノを数え出すようになるのだ。

自分にとって価値あること、必要なことを知り、それを選んで生きていけば、おそらく多くはいらないのではないか。つましく謙虚な患者さんたちから学ぶことの多い今日このごろである。

外の風に当たるって大事

心の病にかかると、外に出られないと言い、家に閉じこもる患者さんが多い。そういう患者さんに対して家族も医療者も「少しは外に出掛けましょう」と言ったところで、出てくれるわけではない。外に出られるくらいなら、ここには来てません、と思うばかりである。

外に出られない、と言い張る患者さんに「じゃあ、朝起きたら、カーテンだけでも開けてみては?」と提案した。そのうち、カーテンだけは開けられるようになった。「どんな風景が見えた?」と聞いてみた。「隣のおうちの壁が見えただけです」と素っ気なく答えた後で、「でも、空が見えました」と言ってくれた。

次に「ちょっと窓を開けてみましょう」と提案した。患者さんは本当に少しだけ窓を開けるようになった。「風が気持ち良かった」と話してくれた。

私は少しずつ目標を上げていった。「裏庭まで出る」ことになり、「裏庭を少し歩いてみる」ことができた時は患者さんもうれしそうだった。いつしか夫とスーパーに行けるようになった。そしてなんと！　それから数年。今では週2回のパートに行っている。大進歩だ。

もっと病状の重い方もいる。そんな方にはさらにハードルを下げる。つまりまずは、ご家族が「外の風」を運んであげるのだ。家族が帰った時、患者さんの部屋の戸を開け「ただいま。今帰ったよ」と言うだけでも「外の風」が入る。季節の果物を買って帰り、患者さんと一緒に食べるのも「外の風」だ。

人間にとって外に出ることは大事だが、家の中に「外の風」を入れることも必要だ。話はちょっと飛躍するが、親子の絡む事件なども閉鎖的な環境で起きることが多い。家にこもりがちな方にとって、家族が帰ってきたり、お客さんが来たりするだけで、家の風が動くのが分かる。症状のすっかり安定した方が診察に来ることも、同じ意味である。「出掛けてくる」ということに意味があり、定期的に診察に来る方のほうが再発しにくい。

「外の風を入れる」「外の風に当たる」ことは、人間が社会の一員として生きていく基本である。どんなに閉じこもっている患者さんでも、そうやってカーテンを開けたり、外出から帰った家族が声を掛けたりすることなどから始め、無理なく少しずつハードルを上げていくと、必ず外に出られるようになる。

押しつけは逆効果。出無精の方に「たまには外に出てみようよ。どんな風が吹いていたか教えてね」とさりげなく言ったことがある。ある時、コスモスを見に出掛けたと言うので、驚いたことを思い出した。押しつけがましくなく聞こえたので、ふっと心が素直になれたのかな。

心のしなやかさが若さに

年を重ねても若々しくいられる秘訣って何だろう。そのキーワードの一つは「心のしなやかさや頭の柔軟さ」である。もう一つは「意欲や好奇心」を挙げたい。

今回は「しなやかさ」のほうを取り上げてみた。ではどうやってそれを鍛えることができるだろう。患者さんが心を病むときを考えてみた。

それは、環境や対人関係が変わったり、傷ついたり、何らかの変化があったときである。つまり変化に対応できないとき、人の心は折れたり病んだりする。それを裏返すと、トラブルや悩みのときこそ、脳に刺激を与え、自分を変える絶好のチャンスと言える。

至近な例を挙げよう。わが家で新しく買い替えたピアノのことで夫婦の意見が異なった。ピアノは夫婦共通の趣味だ。その扱いで夫がAだと主張し、私は内心Bだと思い、考えが真っ向から対立した。私はけんかが嫌で対立をあらわにすることを避け、だんまり戦術に入った。しかし、お金の工面で苦労したことを思えば、どうしても心が晴れない。

そこで、86歳になる昔のピアノの先生に電話で相談した。彼女は「難しい問題ね。ご主人には彼なりの確固たるお考えがあるのでしょう。あなたの考えも、今は聞いていただけないと思うよ。それを言い募って争えば、たった2人の夫婦暮らしが不愉快なものになるでしょう。ピアノの扱い方の問題は、あなたにとって人生の一大事なの？　でなかったらこはひとつ、気持ちを切り替えて忘れるのもあり。それが嫌なら、どちらが正しいかはさておき、あなたが今できることをやることね」と明快に言われた。

それは、私なりのやり方で弾いてあげれば、ピアノは響くという方法だった。私は手に入れた時の苦労やどちらが正しいかばかりにこだわり、それしか見ずに悩んだ。でも冷静に考えれば、私のやれることは他にまだあったのだ。心がすっきりし、考えの

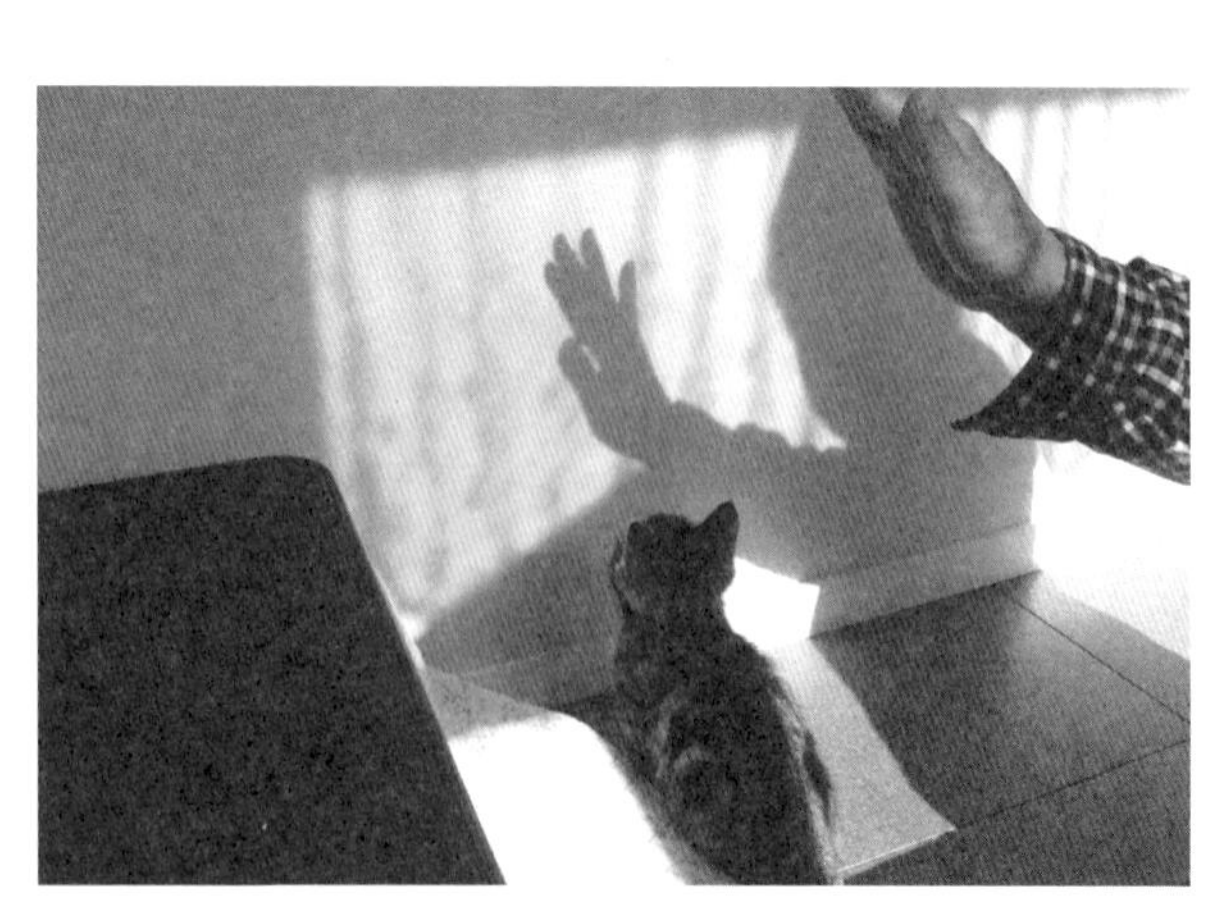

違いは棚上げにしたまま、ピアノを弾く時間が大切に思えるようになった。

老婦人の想像力、経験に基づいた多面的な視点、押すだけでも引くだけでもない柔軟な対応。私はそのアドバイスに救われ、だんまり戦術でかたくなになっていた心が柔らかくなり、前向きになれた。乗り越えたのだ。

うっとうしい夫婦げんかや職場のいざこざ、そして心の病気を得ることなどは、視点を変え、脳に刺激を与えるチャンス到来なのだと思う。そして老いて身体は衰えても、老婦人のように、周りの人に的確なアドバイスを与えることのできる若々しい人であり得るという事実。それは、誰にとっても希望であり目標でもあると思えた。

若々しい脳に大切な意欲

若々しい脳とは何かのキーワードは「心のしなやかさ」であると前回書いた。今回は、もう一つのキーワードである「意欲」について書いてみたい。

「やる気のなさ」は認知症の始まりの指標として、「もの忘れ」の症状と同じくらい重要である。ここで脳の仕組みについて簡単に触れたい。脳は3頭立ての馬車に例えると分かりやすい。

1頭目は感性や感覚をつかさどる右脳。

2頭目は運動をつかさどる脳。

3頭目は論理的な思考をつかさどる左脳。

3頭の馬が力を合わせて私たちの心や体を支えてくれている。ここで強調したいのは、馬以外にも欠かせないものがあるということだ。それは馬を操る御者の存在である。

馬がいくら達者でも、御者がさぼっていたら、これ幸いとばかりに馬も怠ける。「意欲ややる気」に関係する場所は主に前頭葉である。御者の働きが悪くなると、今までできたことが何かとおっくうになる。おっくうになってやらなくなるから、ますます脳の機能も衰える。

以前、1人暮らしを長く続けた88歳の女性が肺炎で入院してきた。気丈夫な方で、入院するまでは料理や家事をこなし、1人暮らしをしていた。ところが、入院して脳の検査をしたところ、脳の萎縮は重度であった。これだけ脳が退化していても、料理や家事ができることに本当に驚いたものだ。

彼女には家族や親類が近くにいなかった。彼女を支えていたものは「誰も助けてくれる人がいない。最期まで自分でやっていくしかない」という覚悟と意欲であろう。そして、入院して頑張る必要がなくなってからの衰えは、残念ながらあっという間であった。

器質的な脳の異常が大きくても、人生にやる気や目的があると、大きく萎縮した脳がこんなにも働くのだという事実は時に奇跡的でさえある。少ない脳細胞でも助け合って必死で機能すれば、大きな力が出るのだ。

人生に何か足りないものがある、というのは必要なことだ。また同情すべき状況にある、というのも悪いことばかりではない。人の心を震い立たせる何かがあるような気がする。今嘆いている苦労や重責こそ、若さの秘訣だと考えを変えてみる視点もあるのだ。

恵まれて幸せなのは結構なこと。しかし、お金があって家族がいて、何もかもやってもらって、自分の役割やすべきことまでなくなってしまうと、脳はあっという間に退化する。どうやら幸せボケは新婚さんだけの専売特許ではないようだ。

「枠づけ」で依存防止

新しい年を迎えた。私の元日は、普段と変わらず当直とそれに続く日直の仕事から始まった。患者さんたちにとっても「正月」は単に日常の続きにすぎないことが多く、また医療従事者も日直や夜勤はお構いなしだ。

ところが、お正月が特別に忙しいかというと必ずしもそうではない。精神科の急変患者さんが元日から多いわけではない。つまり、身体の病気は意思と関係なく起きるが、心はある程度意思に影響されるからであろう。

お正月には病院はやっていないと思えば、パニック発作が元日の朝から起きることは比較的少ない。「正月はどこの病院もやってませんよ」という教育をしていると患者さんもそれなりに心構えをつくる。

これを精神科では「枠づけする」と言う。境界線をつくることで、気持ちが引き締まったり、規律を守りやすかったりするということだ。反対に、我慢強くない患者さんを周囲がとても甘やかすと、患者さんのわがままが増長して症状が悪化することがある。

他にも例を挙げてみよう。私の病院の外来は午前中だけだ。が、以前に患者さんが午後にも来られた場合には診ていた時期がある。すると午後の「急患」と称する患者さんは増えていった。冷たいようでもきちんと「外来は午前中だけ」を徹底してから、午後の「急患」は少なくなった。また、私の受け持ち患者さんの数が少ない時期に、夜間休日用の電話番号を全員の患者さんに教えたことがある。驚いたことに、その全員から「緊急」の電話があった。「知っている」とつい電話で助けを求めたくなるのが人の心理だ。

私も同じ。パソコンが苦手なので、パソコンお助けマンがいる。相手の携帯電話を知ってしまうと、パソコンがこじれたときに「翌日まで待つ」とか

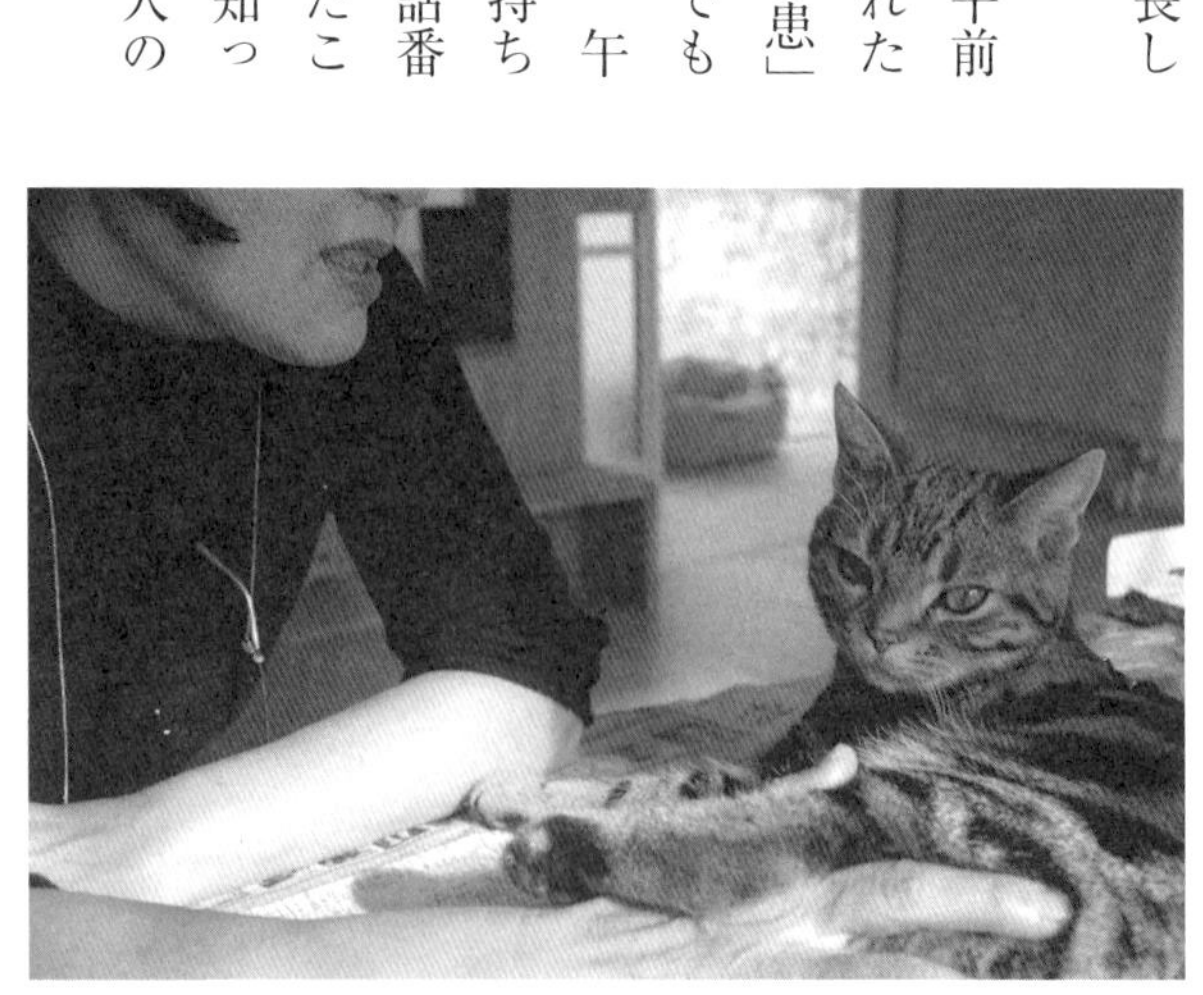

「自分で努力をする」前に携帯電話につい手を伸ばしてしまう自分がいる。事務所の電話しか知らないと、努力しなくても時間外電話をかけなくてすむ。これも一種の「枠づけ」だと言える。

精神科の治療では治療手段として「枠づけ」を行うのだが、日常の暮らしの中では、社会が、あるいは親が子どもに、夫（妻）が妻（夫）に、自分が自分に枠をつくってあげることで、依存や乱れや無理を防いでいる。それ以上超えたらだめよという境界線を、外から内から設けてあげるのだ。

ちょっと窮屈な感じがするかもしれないが、人間が羽目を外さないで生きていくために大切な精神科的視点である。今年はそれを知っただけで、愚痴を聞いてくれない優しくない夫（妻）を持っている人も背筋が伸び、「そっか、これも愛か」と思えるようになるかも。

「心のアラーム」を大切に

年の初めの外来は気ぜわしい。そんな中、なんとも浮かぬ顔で来院したご婦人がいる。お子さんもそれぞれに家庭を持ち、お孫さんもいる。さぞかし華やかな正月であったろうと想像して話題に出したところ、突然涙ぐまれて驚いてしまった。

山梨県は「人々が移住したい県ナンバーワン」だ。K子さんもそんな移住者のお一人で、夫婦二人暮らし。お子さん方は遠くに住んでおり、正月に家族で集まる習慣はないらしい。寂しいけれど気楽な日々の暮らしを楽しんでいるつもりでいたという。

ところがこの正月、思わぬところから噂が入った。息子たちが寄りつかないのは、お嫁さんがK子さんを敬遠しているらしいということ。遠いから来られないのは仕方ないと気にも留めていなかったが、あらためてそういうことを知ってしまうと、とても悲しい。

K子さんはお嫁さんに気遣いをしてきたつもりだった。近くで孫たちをみてやればよかったのだろうか。私の生き方、わがままなのだろうか。考えるほどに自分を否定してしまって落ち込むという。

こんな時「そんなに気にするほどのことではないよ」と言うのが一般的な対応であろうか。しかし精神科医Dr.あやこは違う（笑）。落ち込んでいるのは私ではなくて当の本人だし、それが現実なのだから、まず認めてあげるのが先決だ。

今まではこれくらいのことで落ち込むことはなかった。しかしこの正月はなぜか心が元に戻らない。こんな場合、つまり不安やイライラ、落ち込みなど普段と違う感情が出るということは、心に「アラーム」が鳴っているということだ。

心のケアに関わる私たちがとりわけ大事にするのが、この「心のアラーム」が鳴っているという事実に本人が気づくことの重要さである。いつもとは違う気持ちの変化があった時に、「気にしないで」とか「まだ頑張れるはず」と自分の気持ちを抑え込む方向にいくのは危険だ。認めた上でその気持ちにどんな意味があるのかを考えることが大切であり、治療でもある。

彼女に対しても落ち込みの意味について一緒に考えた。「故郷を出て広い世間の中でもまれながら生きてきたあなたが失ったもの。それは親や子や孫たちとの密な関係や隣近所の友達。でもずっと地元にいたら得られなかった多くのものも手にしたと思う」

そう話すと、K子さんはうなずいた。「両方は得られないですね。それを忘れ、今までの生き方に迷いが出た。私の人生で大切にしていくことは何か、つい忘れがちなそのことを今一度見つめ直す時期にきているのかも」。帰り際のK子さんに、来た時の涙はもうなかった。

「子育て」の先を見つめて

子育ての目的は「育てる」ことであるが、「親からの自立」までだと認識している親は少ない。子どもなんて普通に育てていれば、普通に家を出て自分で生活していってくれると漫然と思っているのが大抵ではないだろうか。ところがそうはいかない、という例を嫌というほど見てきた。そんな中で、障がいを持った子の親から学んだことをご紹介したい。

山梨に移住したころ、30歳の精神遅滞の青年が受診した。彼はグループホームで暮らしていた。スタッフの話では、東京で生まれ育ったが、幼いころに障がいのあることを知った両親が、親だけで抱え込むのではなく、いずれ親と離れて暮らしていけるようにと育てた結果だという。

また別の事例もある。最近、発達障がいの私の男性患者さんが就職先が決まり、いよいよ1人暮らしをすることになった。この方は幼いころに障がいが分かってから治療を続けている。一人っ子なので愛情独り占めである。が、両親は一方で「この子の力で生活していけること」を目標に育ててきた。

人付き合いが下手で、能力に偏りがあるなど多々心配な点があったので、親元から離れることに困難があることは想像できた。大学に行く時、彼の第1志望は東京の大学だった。心配する母親に「若いほど適応力はありますから、この時点で手放すことも有りです」と話したが、合格したのは地元の大学だった。「学業も大事ですが、体を使って働く力のほうがもっと大事です」という勧めに従って、スーパーの魚屋さんでアルバイトをした。

さて、卒業する段になって、障がいを隠して就職するか障がい者であることを認めてもらった上で就職するかだいぶ迷った後、障がい者として働く道を選んだ。そしてようやく温かく迎えてくれる会社が見つかった。その会社は家から近い。しかし両親はあえて、1人暮らしさせる道を選んだ。

この年齢の子どもは素直なので、親の方針はとても大事だ。この時期を外すと、子は親の言うことを聞かないし、また親元での暮らしがいかに楽ちんであるかを知ってしまうと、家から離れられなくなる。

会社が家から通える範囲であっても家から離しなさい、と私はいろんな人に助言する。アパート代がもったいないなどは論外である。人間はもっともったいないことをいっぱいしているではないか。

長い将来を見通せば、わが子が自分で自分の身の回りを整え、生計を立て（あるいは社会の援助を受け）暮らしていけるように手助けすることが、どんな親にとっても一番の務めではなかろうか。これら親御さんたちの真摯な子育てから、私が学んだことは大きい。

働くことが治療になる

私の患者さんには、働いていない人も多い。働くことは病気だとか健康だとかと関係なく大切だと思うので、無理強いはしないが、チャンスがあれば勧める。必要は発明の母という諺がある。必要に迫られての工夫こそが、発明に発展するという意味だ。同じことが仕事にもいえる。

お金なんか二の次、とにかく働きたくて働きたくて、という人などそんなにいない。生活のために働いている人がほとんどだ。だから患者さんがお金に困っている時やお金を欲しがっている時に働きかけるのがコツだろうか。その時が提案のタイミング。「あなたの欲しい物を買うお金はあるの？」「お金がないのにどうやって暮らしていくつもり？」。そんな問いかけをしているうちに患者さん自ら「働くしかないか」と思うようになる。そうなったらしめたもの。

生活保護で暮らしながら通院している35歳の男性患者さんは不規則な暮らしを長年続け

ていた。勤めはするのだが、どこも長続きしない。その彼に彼女ができた。彼女は健康で普通に働いているが、収入は少ない。所帯を持てる状況ではないが結婚がしたい、子どもも欲しいという。

私は病気の人同士であっても同棲や結婚に好意的である。しかし「子どもを産む」ことに対しては、慎重だ。「結婚は賛成だけど、子どもを育てることはとても責任の重い、またお金もかかることだよ」とアドバイスする。そこで一日も早く子どもをという彼女も交えて話し合った。

「同棲でも結婚でもいいと思う。でも子どもをつくることは2人の生活が安定してからだよ」と意見を言った。彼らは今現在の同棲に水を差されたように感じて落ち込んだようだった。

心配していたが、1カ月してやってきた2人。「反対された気がして落ち込みました。でも2人でよく話し合いました。そして今は同じ会社で製造作業員として働いています。絶対結婚したいと思って」。あんなに調子の悪かった彼が一体どうしたというのだ。働くようになったら生活も規則的になり、気分の落ち込みも少なくなった。その後、彼の病状は明らかに良くなっている。

私の出版した本に「誰にとっても仕事は通院治療、そして作業療法。治療してもらってお金までいただいて感謝、感謝」という言葉がある。ただ、働くことは誰にとっても大変なこと。だからこそ、必要に迫られることが必須なのだ。あれが欲しい。これも欲しい。結婚したいし子どもも欲しい。そうやって欲望や夢を持てる人間に育てておけば人は自然に働くようになる。

働くために生きているのではない。夢を叶えるためにみんな頑張って働いているのだから。

自分で治す力信じよう

精神科の敷居はどんどん低くなり、人々が気軽に精神科の門をくぐる時代。その中にどんな問題点が潜んでいるかについて書いてみたい。

気軽に受診することは悪いことではない。軽いうちに治せるという利点がある。しかし、どこからが「医療」で、どこからが本人の考え方や環境の問題であるかなどの線引きが難しく、そういう患者さんが多くなっているのが最近の特徴だ。

急に会社に行けなくなった40歳の男性は、「上司とうまくいかなくなったが、最初は頑張って行っていた。しかし、朝になると気分が悪くなり、家を出る時間になるころから動悸がしたり吐き気がしたりして、どうしても家から出れなくなり会社を休んでいる」ということで来院した。気分も憂うつで、不安も増して、夜も眠れないという。気が強くて自信過剰の面と、非常に小心な面が同居している。外面がいいので人間関係は悪くないらしい。

患者さんの問題や環境はさておき、夜もぐっすり眠れていなければ翌日に疲れを残し、体調も気分も優れないだろうということで、まずは多少の安定剤を処方した。初期の段階だったので、症状はいったん改善した。が、その後、彼の体調不良の訴えはエスカレートしていくことになる。「職場復帰のハードル」を越えるのがなかなかうまくいかない。どうも薬だけの力では無理のようだったが、すべては薬や「病気」のせいにしてしまう。

でもここではっきり言おう。人間にとって、「病気」はその人の一部である。健康な面の方がはるかに多いはずだ。だから誰でも自分で治す力を持っている。医療はそれを手助けするにすぎない。そして実は、「病気」と「性格」が重なり合って、症状を不安定にさせたりエスカレートさせたりするという特徴が心の病にはある。例えば、マイナス思考の人は、起きたことの悪い点ばかりとらえてしまうので、ますます悪くなるといったようなことである。

心の病気は、気質や性格、そして環境ときっかけがすべてそろったときに発症する。何も心の病に限ったことではない。身体の病気も同じだ。食べ物や不摂生と、体質や遺伝的要素などすべてがそろって初めて発症する。

だからどんな病気であってもまず、自分を振り返ってみよう。薬に頼り過ぎたり専門家に任せ過ぎたりするのはよくない。生活習慣を変える。自分の頭で考えたり友人に相談したりする。親子や夫婦で向き合う。いろんなことを総動員し、本来の自分が持つ力を信じて病と向き合おう。逆説的だが、そんな人にとってこそ、医療者側もまた最大限にその専門性を発揮できるのだということを知っておいてほしい。

夫婦の役割 見直しては

夫婦とは、たった一つしかない椅子を取り合いっこする営みである、と言ったのは小説家の田辺聖子だ。つまり、どちらかが先に「私、働かない」と宣言すれば、もう片方が一生働かねばならない。片方が「俺、料理は苦手」と言えば、もう一方が一生キッチンに立つ。お金の管理しかり、子育てしかり、先に椅子に座った者勝ちの世界だ。

二人の暮らしに、椅子が1個しかないというのは実に激しい現実である（笑）。そして二人の役割は結婚当初の「椅子取り合い合戦」で固定されたまま、何十年と続く。それがいろんな病理を生む。

認知症もその一つといえるかもしれない。それは片方がやり過ぎると片方がやらなくなる。片方がわがままになると片方が我慢する。たったそれだけのシンプルな法則である。やらなくなる方は、能力がどんどん落ちていく、という事実。

A子さんは77歳。68歳まで勤め続けた。しかしどんなに良いことでもパターン化してしまえば、脳への刺激にはならない。一方、ご主人は家計管理、書類関係などに几帳面で、仕事の傍らA子さんを支えた。「できた優しいご主人ね」と言われ続けたという。

しかし数年前、ご主人が病に倒れて亡くなった。面倒なことを夫に任せてきたA子さんは、混乱し茫然としていたが、間もなく認知症の兆しが出始めた。A子さんの認知症は長い年月をかけて、ご主人が育ててきたともいえる。優しいはずのご主人が、A子さんの能力を奪っていたとは何と残酷であろう。

でも、夫婦がお互いに相手の能力を奪い続けた結果、より奪われた方が認知症になったケースは多い。誤解しないでほしいが、優しさが悪いわけではない。また夫婦の役割分担は合理的だし互いに好都合だ。相手の領域に踏みこまず、少し距離を置いて

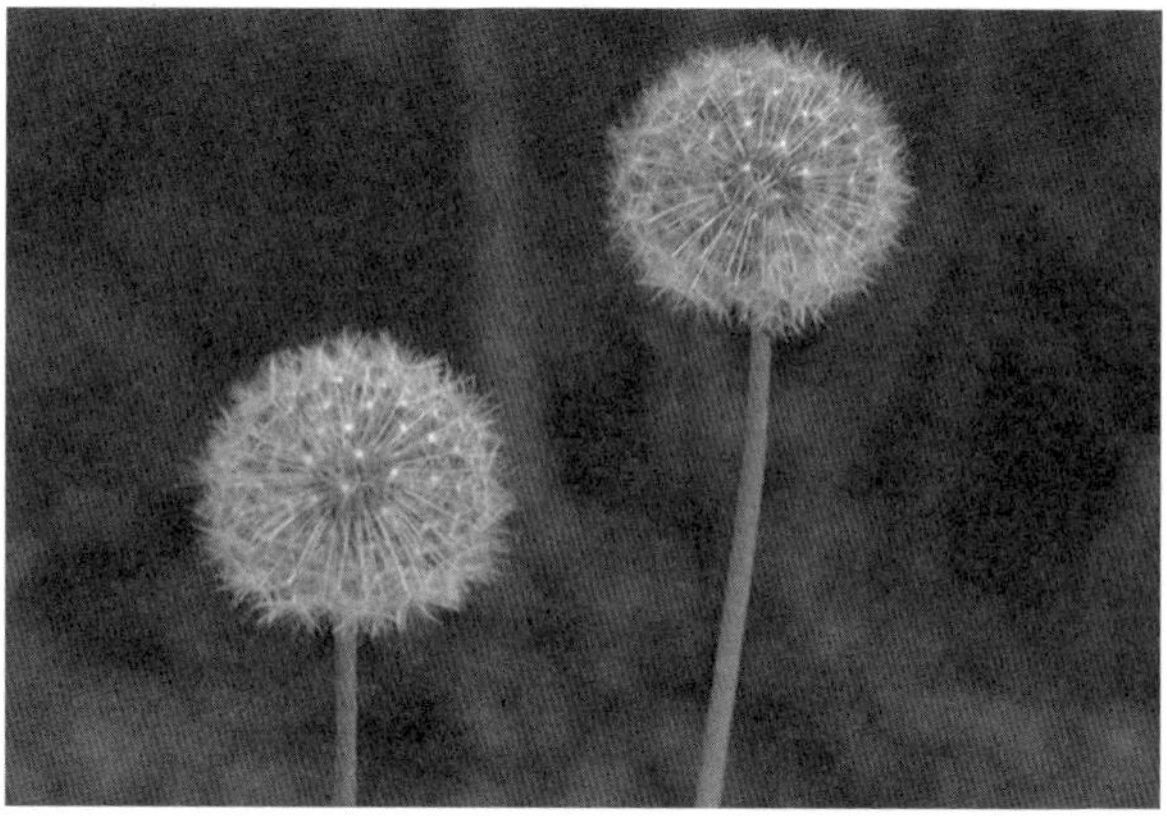

喧嘩を避けるやり方は賢明である。

しかし、人としての成長や頭の訓練という観点から見たらどうだろう。性格や能力の違う二人だからこそ、喧嘩や葛藤を通じて成長できるのが夫婦ではなかろうか。一方が相手に遠慮して気遣うあまり、相手の欠点がむしろ増長されていると感じる場合もある。相手の顔色をうかがい、出来上がったパターンを崩すことを恐れると、互いの欠点が修正されないまま増長し、加齢によってエスカレートしたり、能力が衰えたりするのかもしれない。

固定化された夫婦の役割を見直し、交代を検討してみてはどうだろう。また苦手だと思って避けてきたことをやってみることで、眠っていた能力が目覚めた例は年齢に関係なく見られる。さあ、あなたは今日から、何に挑戦してみますか。

「叱る」前に準備すること

最近、学校の先生と生徒の間の信頼関係が揺らいでいるための事件が目立つ。一体、信頼関係とは何だろう。

私の診察室では患者さんの話を聞き続けることに多くの時間を割く。患者さんの話すことを評価せずにただ聞き続けるという何年かがあると、いざ「これは放っておけない」という時にきつい助言や注意をしても、素直に聞き入れてくれる。「信頼してくれているからかな」と思う瞬間である。

話を元に戻そう。私がいつも不思議に思うことがある。それは、新しく4月から担任になった学校の先生が、生徒が悪いことをすると、赴任間もなくであってもすぐに注意することだ。悪いことをした子どもに注意するのは当たり前だと思われるかもしれない。

しかし生徒から見たらどうだろう。先生の言うことが正しいと分かっていても、自分のことを何も知らない先生から叱られると、ショックを受けたり、素直に受け入れられなかったりするのではないかと思う。

人間は、正しいことだけを言っていればいいというものではない。まず教師と生徒の関係性があって、その人間関係の上に立った「褒める」や「叱る」ではないのか。そして信頼関係などというものは一朝一夕にできるものではない。

私が心配するのは、事件に発展する場合などには、先生との間だけでなく、その子は親に対しても心を開いていなかったのではないかという点だ。親を信頼するとはどういうことか。親が子の欠点や弱さも十分に分かった上で、欠点や長所も含めて丸ごと子どもを受け入れていると、子どもは親に隠すこともうそをつく必要もない。つまり弱い自分もさらけ出せるということだ。

私も含めて今の社会が、弱さや欠点を受け入れない体質になっているので、子どもは親にも先生にも容易に心を開いてはいけない、弱さを見せてはいけないと思っているのかもしれない。こうした関係は実は、師弟や親子に限らず、上司と部下や、友人、親類などすべての人間関係に言える。

例えばこんなことはないか。尊敬し、信頼している人から叱られると、ショックであっても、どこかで妙にうれしい。でも信頼していない人から叱られると、むしろ反発してしまう。その違いは「相手を信頼し心を開けるかどうか」にあるのではないか。

信頼関係がなければ、いくら言葉を投げかけても、それは閉じた心に跳ね返されるだけである。本当に相手のためを思うなら、回り道のようでも、まずは相手の話に耳を傾け、事情や思いを受け入れるという準備をしよう。しっかり時間をかけてから注意したり叱ったりしても決して遅くはないし、むしろ心に沁みると思う。

からだの声に耳すます

精神科医から見た「からだの健康法」について書いてみたい。ある人は90歳を超えても元気で1人暮らしをしているかと思えば、ある人は70歳を過ぎて歩けなくなったり、認知症が始まったりする。若いころは皆同じように健康なのに、人生後半のこの違いは何だろう。いつも疑問を持ちながら診察している。

もちろん長寿法は、今更私が言うまでもなく「食事と運動」などの生活習慣によるところが大きい。問題は、そのあり方だ。

ジャズダンスにはまっているA子さんとB子さんは共にからだを動かすことが大好き。ところがある時、無理がたたり膝を痛めた。A子さんはダンスを諦め、膝に負荷のかからない水泳に切り替えた。B子さんはダンスにこだわり続けたが一向に膝が治らず、生きがいを奪われた落胆から、うつ状態になった。健康のために始めた運動が、かえって健康の邪魔になったとも言える。

食事についても同じで、何かがブームになると、皆がそれに飛びつく傾向がある。しかし食事にしろ、運動にしろ、その人に合ったことは顔が違うようにみんな違う。違うだけでなく、その人の中でもどんどん変化していく。だから時期や年齢、体調などに合わせて柔軟に変えていかなければならないのだ。どんなに良いことでも固定化された途端にそれは「健康法」ではなく「病気法」になりかねない、というのが長い間患者さんを診てきた私の感想である。

高齢になっても元気で暮らしている方々は、事もなげに「好きなものを好きなだけ食べています」とか「好きな畑仕事をしているだけ」とおっしゃる。頑張って運動している人より、自然体で生きている人の方が健康だなんて皮肉なことだが、実はそこに鍵があると私は思う。

そういう人が何もしていないわけでは決してない。例えば、畑仕事、草むしり、車をやめて歩くようにしたなど、日頃からよくからだを動かしている。自分を見つめる習慣が身についており、自分が快いと思うことを選んでいる。また、暮らしの中にからだを動かす仕組みを上手に取り入れている。自分を過信せず、からだと相談しながら無理をしない。

つまりは健康法に情報はいらない。それは人から教えられたり、押しつけられたりするものではなく、それぞれが工夫しながら見つけるものなのだ。そのために、まず自分の体質を知ろう。自分の好みを知ろう。自分のからだの声に耳を傾けよう。そしてからだと相談しながら模索して変えていこう。そうやって自分だけの「究極の健康法」を見つけ、育てよう。平凡かもしれないが、そのプロセスを楽しむことが、元気で長生きできるコツかもしれないよ。

年代による課題を意識

人には、絶対受け入れなければいけない現実がある。そのひとつが年齢だ。50歳の男性患者さんは魅力的な方だ。雑談の中で思わず聞いてみた。

「結婚の予定はあるの？」「ありますよ。でも母が85歳でしょ。1人暮らしになったらって思っています」。私「だめだめ。どうしてそんな大事なことを先延ばしにするの。50歳はまだ頭も柔軟で相手に合わせる力もある。だけど、年をとるにつれ頭が固くなり、他人に合わせて暮らすのはもうごめんとなるのよ」。

年は争えない、というのはある意味当たっている。「いくつになってもできる」という宣伝文句に騙されてはいけない。人を個別に見れば全員違うので、決してひとくくりにできない。けれど、同じ年齢の人を集団で見ると、その年齢の特徴があらわになる。

その例だが、教師をしている友人が言う。小学校4年生と5年生では歴然とした違いがあると。4年生はまだまだ可愛くて受け持つのが楽しい。ところが5年生の担任になった途端、学級運営が難しくなる。1人1人の子どもを見れば自我の芽生えなど感じない無邪気さなのに、それを集団として見ると違うらしい。

年齢による課題の例を挙げてみよう。18歳も節目だ。親から離れ、広い社会に関心を持ち出す時期だ。そして今振り返ってみれば、私にも20歳代、30歳代の頃があった(笑)。「若い時の苦労は買ってでもせよ」と言われ、苦労を苦労とも思わず学び、働いたし、それが今、実っているとも言える。

45歳くらいから55歳くらいの更年期の女性たちは不調に陥りやすい。原因は必ずしもホルモンのせいではない。自分の時間もできて、それまで棚上げされていた夫婦の問題や生き方の問題が出てくる時期なのだ。やがて仕事を辞める時期がきて、さらに老年にもなれば、自身の身ひとつを持て余すようになる。いずれ「金も名誉も家族さえ、なければないで

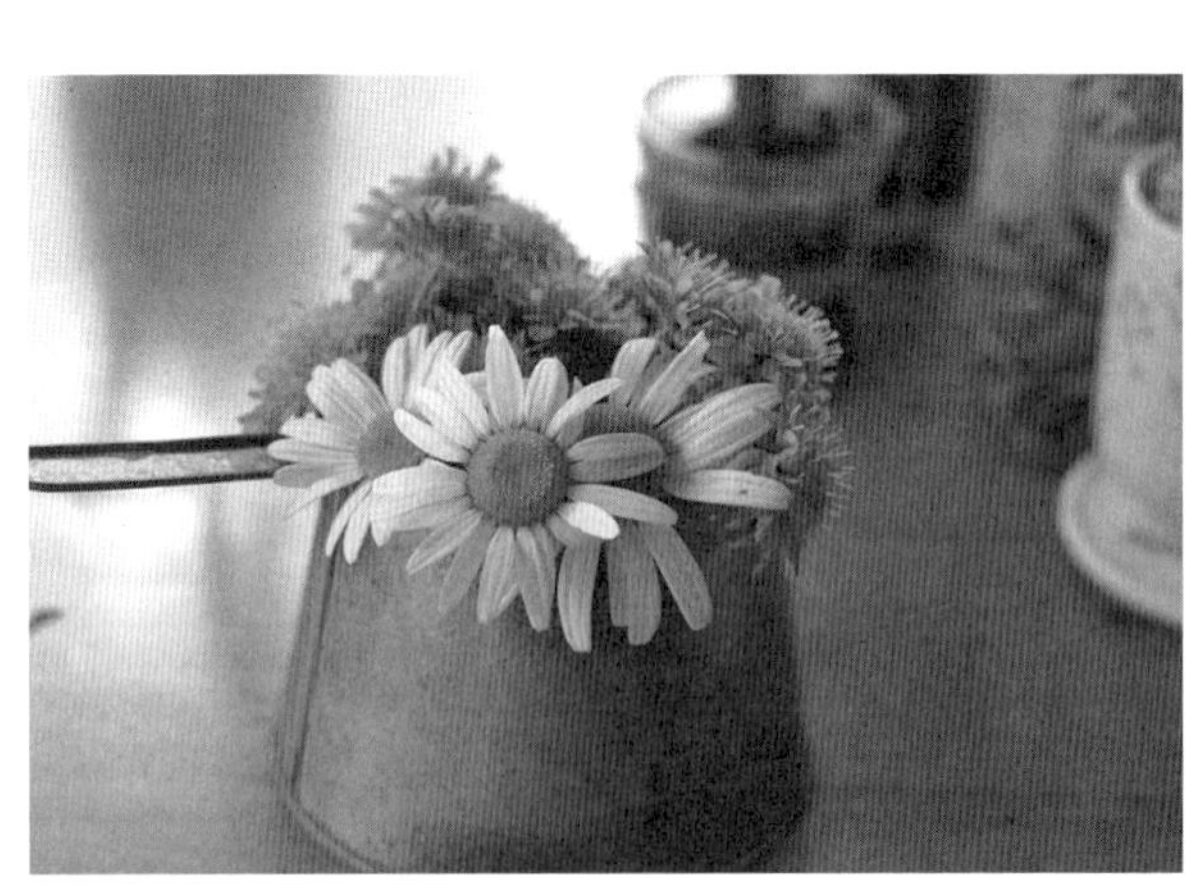

仕方ない。でもああ、この足で自分の足で歩きたい」と思う日も来るのだ。

人生においては、年代ごとの課題が横たわっている。そのタイミングを逃さず、自分なりに意識することが必要だ。そのためにはどうすればいいだろう。

自分より年上の方の人生を観察することは誰にでもできる大きな一手だ。課題をクリアして素敵に年とった方をお手本にし、逆にどんなにだめに見える人からも、反面教師として教えられる。人は人から最も多くを学ぶ。身近にいる人はつい欠点ばかり目につくもの。だけどあなたの隣にいるあの方この方こそ、自分の年齢における課題を見つける学びの宝庫かもしれませんよ。

「不安」は成長へのサイン

九州の地震災害などで、地域に関わらず不安に思う方も多い昨今、「不安」について書いてみたい。

精神科領域ではさまざまな不安を訴えて来院する患者さんが多い。以前、大きな台風に遭遇した方を診察した。大きな窓のある家に住んでおられたその男性は、しなり続ける窓が割れないように一晩中、窓を押さえ続けていた。夜が明け、台風一過。ほっとしたのもつかの間、間もなく強い不安障害を発症された。

不安を感じる中枢は誰もが脳の中に持っており、羅針盤のように危険を察知し、その人を守る装置である。しかし、その男性の場合、死ぬほどの危険を経験したことで不安装置のタガがはずれ、不安の実態は消えたのに、脳だけが過敏になったのだ。

不安を感じる力は人によってさまざま。夜、1人でトイレに行くだけでも怖い、という人もいれば、深夜の灯りのない夜道を若い女性が1人で帰宅して平気という場合もある。

私の患者さんの例だが、車を運転すると「何かを轢いたのではないか」という不安が怒濤のように押し寄せて、不安で不安で仕方がないと言う方がいる。この方の場合は、常に強い不安を感じ、心から離れないので治療を続けている。

しかし、彼が運転中に事故を引き起こす危険は極めて少ないと言える。なぜなら慎重の上にも慎重だから。

また私事で恐縮だが、私は原稿書きと講演が苦手だ。「もう書けないのではないか」「うまく講演をこなせないのではないか」という不安に絶えずさいなまれている。経験が少ない場合に不安になるのは当然である。書くことも話すことも臨床経験とは違うからだ。けれど人からは信じてもらえず、あまり騒ぐと嫌みになるので騒ぐに騒げないのだが、でも本当に不安なのだ。

で、対応策としては、不安だから、不安で仕方がないから、書く能力のある人の2倍の準備や時間をかけて努力するしかない。

このように、いろいろな種類やレベルの不安があるが、不安感は基本的には私たちにとって、なくてはならない感情だと言える。まず危険をいち早く察知し自らの身を守るために。また不十分を自覚し、努力することで失敗を回避するために。

不安を知った上で行動することで、結果がうまくいくというわけだ。そう考えれば「一切不安がない」というのはむしろ不自然な状態である。不安を感じない人は、実は強いのではなく、それを認めたくないのかもしれない。

もし自分の中の不安に気づいたら、必要以上に怖がらずに見つめてみよう。不安を抑圧せず、「大切なことを教えてくれるサイン」ととらえたらどうか。そうすれば、不安はあなたにとって大きな味方となり、無病息災や成長への大きな原動力となるに違いない。

役割や義務　降りてみる

先日、35歳の男性がちょっとした事件を起こして、家族と警察の方に連れて来られた。見るからにふてくされており、投げやりで視線も合わせない。話そうという気などさらさらないのが明らかである。

これまでも精神的に不安定になっていくつかの病院を回ったらしいが、「精神科医なんて信頼できない」と言う。「どの医者も少し話を聞いただけで病名をつけ、薬を飲むように言う。しかも病名はバラバラ。入院も絶対イヤだ」と埒があかない。

普段は、病名をつけたり薬を処方したりするのが医者の役目である。しかし、それをのっけから批判され、同じことを繰り返すわけにいかなくなった。そこで奥の手を使うことに決めた。それは〝医者を降りる〟ことである。

患者さんの言うことはある意味正しい。初対面の相手に突然心の秘密を打ち明けろというのは無理な注文である。私にもその気持ちが伝わり納得したので、まずそれを伝えた。

そして短時間で彼を分かろうとすることも、病名をつけることも、薬を勧めることも、治そうとすることからも降りることにした。

ここまで原稿を書いていたら、義妹が家に遊びに来たので要約を聞いてもらった。すると、「今やっているテレビドラマを思い出したわ。弁護士の主人公が、難問題に行き詰まると、最後に弁護士バッジをわざわざ外して向き合うの。すると不思議と難問が解決する筋立てなのよ」と言う。役割や義務から降りて、ひとりの人間同士として向き合い、話し合うことが解決につながるということだろう。

しかし、医者が医者を降りるのは簡単ではない。上司が上司を降りるのも簡単ではない。親が親を降りるのも簡単ではない。その仕事にプライドを持っていたり、何かをやってあげることに誇りを持っていたりする真面目な人ほど困難かもしれない。

役割に囚われ、義務に縛られ、一方的に決めつけたり、何かをしてあげたりするという関係になると、相手の気持ちに寄り添い共感することが難しくなる。そこに人と人としての関係は築けない。これは役割や義務を持たされているすべての大人が陥りがちな危険な罠かもしれない。

ところで事件の顛末であるが、その後、患者さんは少しずつ心を開いて話をしてくれ、そうこうするうちに「おれ、入院する。少し休むわ」と言って私や家族を驚かせた。手ごわい患者さんほど教わることも多い。

何かに行き詰まったときには、肩の力を抜いて深呼吸。弁護士バッジを持たない私は仕事場なら「医師から私に変身！」。子どもに難問が出たときにも「親から私にヘンシーン！」と唱えることにした（笑）。

「嫌い」を大切にしよう

もう10年以上もお付き合いのある女性患者さんがおられる。第1子を出産後の不調で初診となり、遠方に引っ越してからも数カ月に一度通っていた。ところが、ほとんど忘れかけていたある日、久しぶりに来院された彼女はひどくやつれていた。

ご主人は田舎育ちで、「わが子もぜひ田舎の学校に通わせ、自然の中でのびのびと育てたい」と強く願っておられた。彼女はできるだけ彼の望みを叶えてあげたいと思っていたが、一方で義父母との同居や慣れない山の暮らしに強い不安を持っており、長年の悩みの種だった。

ところがこの春、とうとう田舎に引っ越したのだという。それからわずか2カ月足らずで彼女はやつれきり、病気が再発してしまった。そんな時私は、「結婚っていったい何だろう」と思ってしまう。わが家は夫婦共に再婚だが、私の提案で結婚時にある取り決めをした。それは、「相手の『好き』には必ずしも協力しなくていいが、相手の『嫌がること』はできるだけしない」というものだ。

例えば、夫がどんなに温泉好き、旅好きであっても、私が嫌なら付き合わなくてもいいし、責められることもない。だけど、もし夫が、汚れた水回りが異常に気になる性格だとすれば、私は水回りをキレイにする「努力」を厭わない。(たかがこれくらいのことで怒るかなあ、と思わぬことはないが、それは問わない)つまり、「相手の『好き』以上に、『嫌』を尊重する」と言うと分かりやすいだろうか。

なぜなら人は、嫌なことを我慢するのに大変なエネルギーを要するからだ。何が嫌か、なぜ嫌なのか……。その思いを我慢したり、抑圧したりすると、たまりにたまってどこかで爆発してしまう。あるいは自らの心や体を傷つけてしまう。

彼女の夫は、自分の夢を叶えることばかりに目を奪われ、彼女がいかに嫌がっているかについての思

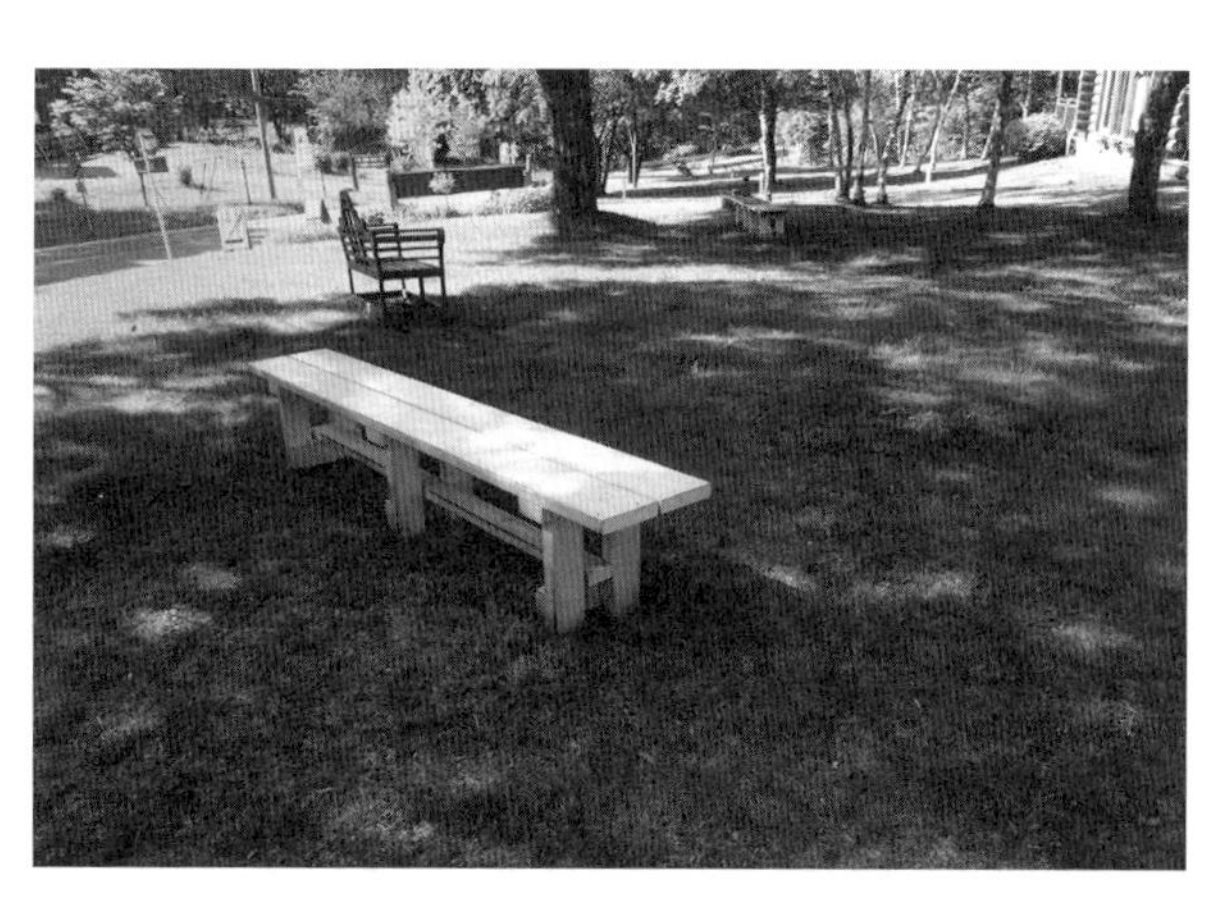

いやりに欠けていた。もともと仲の良いご夫婦なのだが、相手の嫌がることを強要したために離婚の危機に見舞われている。彼女の場合は「自分がどれほど不安な気持ちを持っているか」に気づいて、それをしっかりと相手に伝えていた。

しかし、ここが大事なのだが、案外人は自分の「嫌」に気づいていない場合が多い。「どうせ分かってもらえない」と諦めているうちに訳が分からなくなる。そして「まだ我慢できる、まだ我慢できる」と思っているうちに、ある日突然修復不能な関係になったり、体が限界を超えて不調を起こしたりという例を、これまで数えきれないほど見てきた。お互いにくれぐれも「嫌」を軽んじることなかれ、である。

親しき仲にも距離感あり

先回「嫌」を意識することの大切さについて書いた。今回は、その「嫌」との折り合い方について書いてみたい。

会社に行けなくなった33歳の男性が来院された。好きな仕事に就いて7年になる。だが、3年ほど前から上司と合わない。上司はやり手で前向き、部下からも一目置かれている。なぜ自分が彼を苦手に思うのか分からないが、最近では顔を見るのも辛くなってきた。

思いきって、なんとその上司本人に相談したという。懐が広いのか意外にも理解してくれ、できるだけ顔を合わさずに済むような仕事に回してくれた。しかし、それでもだんだんと気重になり、夜も眠れなくなってきた。

私は不思議だったのでいろいろと聞いてみた。どうやら、内向的で不器用、地道にこつこつ仕事をするタイプの男性が、タイプの違う上司に無理に合わせているうちに、少しずつ無理が重なり、自分を否定するようになったと私は仮説を立てた。

「そう言えば僕は子どもの頃から、あまり嫌ということを言えなかったんです。親にも反抗したことないし。今回に関しても我慢し過ぎたのかもしれません。遅過ぎたかな」と浮かぬ顔で答えた。

今、流行りのアドラー心理学では、「人間の悩みはすべて人間関係の悩みである」と考えるそうだが、実際に新聞の人生相談を見ても、その大半は人間関係の話である。私の診察室でもさまざまな人間関係の悩みが渦巻いている。

しかし、そんな患者さんに私はよく、こんなシンプルな解決法を提案する。それは単純で明快。単に「距離をとること」である。「そんなことできないから悩むのでしょう」とか「逃げることになりませんか」と言われる。そんなことはない。物理的には難しい場合でも、「心理的に距離を置く」という方法なら考え方次第ではないだろうか。

だが人は、誰それが苦手とか嫌いとか言いながら、度々その人を思い出し、喜々として「いかに嫌いか」をくり返し話す。嫌いと言いながら、とらわれていることに気づいてさえいない。なぜだろう。嫌いとか苦手な人は、実はその人にとって気になる存在でもあるからだ。

上司と部下、夫婦や親子。人は「仲良くしなければいけない」という「ねばならない」にとらわれていることのいかに多いことか。そんな人たちに「もっと離れてもいいんだよ」

と言ってあげたい。人間関係で悩んだら自分や相手を変えようとする前に「必要以上に近づき過ぎているかもしれない」と見直し、心の中でダンシャリを決行することをお勧めしたい。いい人間関係のコツとはほど良い距離感にあり、である。

〝落とし穴〟乗り越え輝く

人生には何が起こるか分からない。あなたはそれを、どのくらい自覚しているだろうか。

先日、私の先輩である医師が愛する娘さんを亡くされた。娘さんも素晴らしい医師として活躍されていた中での突然の出来事だった。彼の悲しみようはとても見ていられないほどだった。

実は10年前、私も同じ体験をした。子どもたちの無病息災を祈っている一方で「うちだけは大丈夫」という根拠のない安心感があったかもしれない。しかし、ある幸せな日曜日の朝、息子が事故で亡くなった知らせを受けたのだ。突然奈落の底につき落とされた。

人生には〝落とし穴〟があって、いつ誰がそこに落ちても不思議ではない。つくづくそれを思い知らされた。でも誰でもそれくらいの覚悟をしておいたほうがいいし、また、だからこそ平凡な日々の有り難さが身に沁みるのだ。

滋賀に生まれ育った私の父も号泣するほどの悲しみの淵に落ちたことがある。91歳の夏、頼りきっていた妻が病気で急死すると、亡骸を前になりふり構わず号泣し続けた。悲しみと絶望から酒に溺れ、怒鳴ったり、失態を演じたりするようになった。品格のあった父とはとても思えない言動が進み、山梨に住む私の元に嫌々連れてこられた。

誰もが思うだろう。「90歳を過ぎるまで幸せに暮らしてきたのだもの、悲しみや絶望からもう無縁だろう」と。でも人生の落とし穴に年齢は関係ないことの過酷さを知った。

最後は小さなグループホームでお世話になり、1日1合のお酒を楽しみつつ落ち着いた暮らしを取り戻した。夕方になると女性職員に「家族が待ってるだろう。早く帰ってやれよ」と声をかける優しさがあった。やがて私の顔も分別がつかなくなっていたが、最期まで品格だけは崩れなかった。落とし穴にいったん足をとられたが、見事にそこを乗り越えた人の人生は、さらに輝くことを見せてもらったと思う。

ニュースで見るような事件や災害、世の中で起こるすべてのことは、あなたにも起きうる。しかし、人生の落とし穴は、必ずしも人を不幸のどん底につき落とすだけのものではない。それは生きている以上避けられないものであり、私たちがふたたび這い上がって成長するきっかけとなり得るのだと信じたい。

忙しさの中で見えたこと

うつ病など、心の不調を来した方がよく訴える悩みに「家事ができない」「仕事がはかどらない」がある。「部屋はごちゃごちゃ、衣類の整理ができない」「料理のメニューが浮かばない」などである。

この問題を心の病の治療法という観点からではなく、多くの人に共通する悩みとして書いてみたい。なぜなら子育て中の母親、介護をしている人、高齢者、ハードワーカーなど、時間的にも精神的にも余裕がなくなると、こうした状況は誰にでも起こりうる。私自身もその一人だ。

そんな時、ある新聞記事が目にとまった。アメリカのデパートで接客をしている女性が、白いシャツに黒いパンツを自らの定番と決めてそれで通しているというものだ。本来ならその方は洋服を日替わりで着がえる立場にあった。が、「男性のスーツのような装いでも何ら問題ない」という行動が人々に好感を持って受け止められ、「女性だからといって洋服を変えなくていい」という議論が巻き起こったらしい。

私はそれにヒントを得て、自分の衣類を大幅に減らした。そして仕事や会議などで失礼にならない程度にシャツやセーターとパンツ姿で通すことに決めた。以来、私の定番化はさらに進み、数枚のシャツやセーターに2～3本のパンツを着回すのみ。衣類の整理や衣替え、洗濯やアイロンがけにとられる時間はほぼ皆無となった。

私は自分に能力的・時間的にモノの管理能力がないことを知っている。それは、うつ病になった方が本来の能力を失った状態と似ている。また私には他の人の視線を気にする以上に「するべきこと」「したいこと」がある。

つまりモノの管理にとられる時間があったら、仕事や健康管理をしたい。何かしたいこと、するべきことのためには、捨てること、諦めることが必要なのだ。「○○できない」と悩む人の多くはそうした現実をしっかり見ていない。自分の能力を過信し、若い時と比べ、他の優秀な人と比べ、病前と比べている。

「衣類の整理ができず山のように積まれている」と悩む人への助言は、「枚数を減らしなさい。自分で管理できる枚数にね」である。

能力や時間のある人が、どんなに衣類を持っていようと構わない。だが、今の自分に余裕がないのなら、仕事やモノや料理のメニューを能力に合わせて減らそう。まず自分の現実を見つめ、本当に必要なもの、本当にやるべきことのためには、見栄や体裁を捨てて持ちたいもの、やりたいことの数を減らそう。そうすることはきっと心地よい衣食住の、そして幸せな人生への第一歩ではないかと思う。

私が仕事を休まないコツ

身体が丈夫なほうでなく、不調を感じることも多い。なのに何十年、病気で仕事を休んだ覚えがない。そう話すと皆さん驚いてそのコツを聞かれる。「無理しないことですか？」と聞かれることも多い。だが違う。コツはただ「休まないと決める！」である。もちろん体調を崩すこともあるが、「患者さんがいるので、まず絶対休まないと先に決めてるのよ」と言うと相手は笑う。でも本当なのだ。

先日の日曜日も、起きようとしたが吐き気がして起きられない。朝も食べられず、昼も食べられず、夕食も食べられず、水さえ喉を通らない。仕方がないからおとなしく寝ているしかないと観念した。しかし考えていることは、「明日、行けるかどうか」ではなく、「どうしたら明日行けるか」だけであった。つまりダウンして寝ていながらも、私の頭の中に「明日は休む」という選択肢は全くなく「行くこと」しか考えていないのである。

こんな時、夫はというと……。私の性格や置かれている状況をよく知っている。だから

「絶対行くよ」と同情も心配も全くない（笑）。私自身は身体の変化を見つめつつ、とにかく寝ていた。すると夜中の12時になって、吐き気が止まってやっと水が飲めるようになった。このあたりで「しめた！」と思った。夜が明ける頃には、どうにかお粥が食べられた。これでもう身体は回復の方向に向かっている。そしてもちろんその朝、いつも通り仕事に行った。

人はあれこれ迷ったり心配したりするのが好きだが、選択肢が一つしかないと悩もうとしても悩めない。「行くこと」を先に決めておくと余計な心配や迷いがないので、そのぶん身体の回復にエネルギーを集中できるのかもしれない。医者の宿命で長い歳月の間にそんな思考や身体になったのだと思う。

だからといって「休む人は甘えている」とは思わないし、このコツを人に強制したこともない。むし

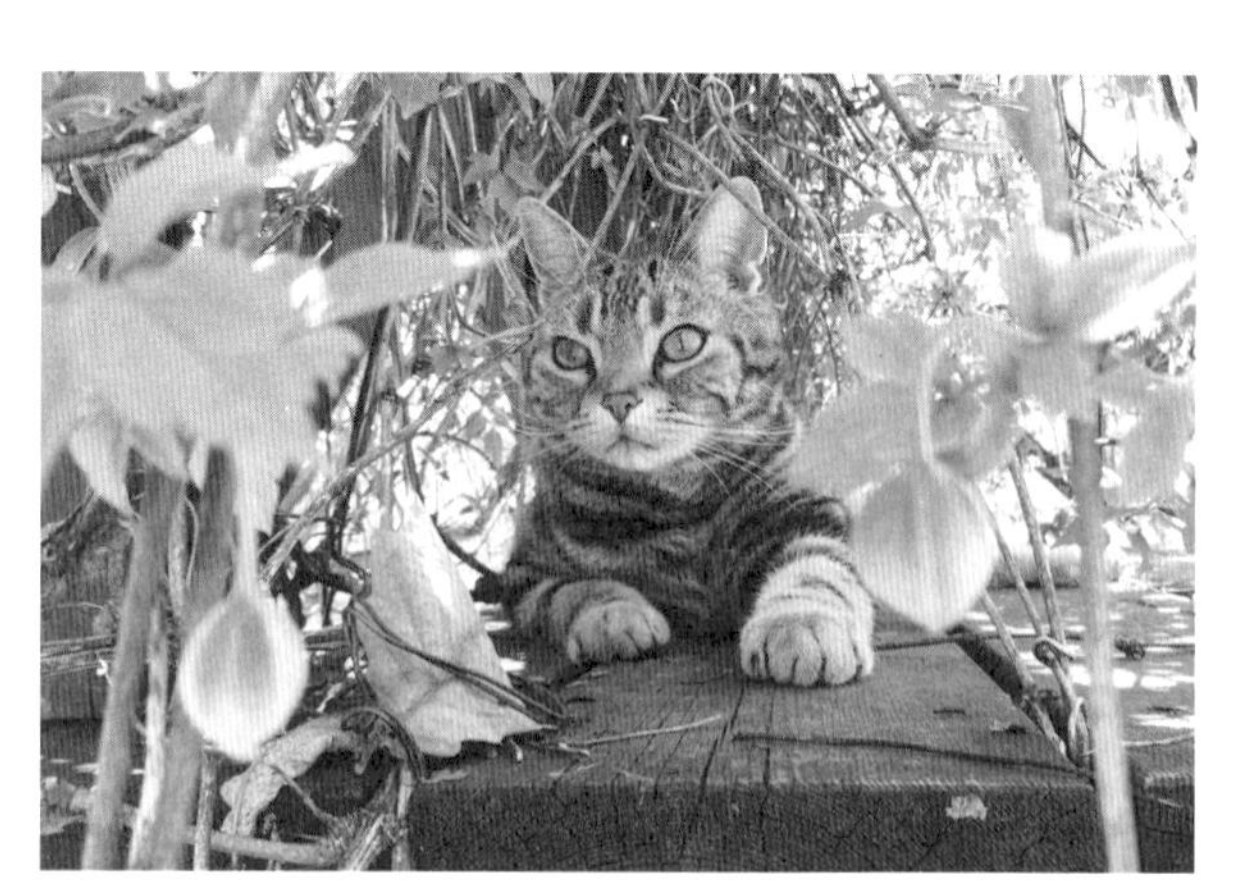

ろ普段から患者さんには「無理しないで」「がんばり過ぎないで」と繰り返している私である。またこんな私も、精神科医が10人以上いる大病院に勤めていた頃には、子どもが４人いたこともあって、遅刻の常習犯だった。「医者でなかったらとっくにクビだね」と同僚に嫌みを言われた。つまり、遅刻しても誰かがカバーしてくれる環境にあると、無意識に気持ちが緩んでしまうのだろう。これは誰にでも言えるかもしれない。

退路を断ち、選択肢を一つにする。その覚悟が、持っている力を最大限に引き出してくれる。「一念岩をも通す」じゃないけれど、願望を先に決め、迷いなくそれに向かっていると、念願がかないやすい。ぜひ皆さんもお試しあれ。

情報満載、家族の顔

皆さんは、毎日、夫や妻や子どもたちの顔をどれくらい見ているだろう。一緒に暮らしていても、あらためて家族の顔をしっかりと見ることはあまりないのではなかろうか。

先日、ある青年がうつ症状を訴えて外来を訪れた。ともに店を経営していた父親が脳梗塞で倒れ、店を一手に引き受けることになった。看病しながら頑張っていたが、1年たったある日、気がついたらうつ病になっていた。青年は礼儀正しく、訴えも控え目で、一見して重症には見えない。しかし、ここがうつ病の診断の難しいところである。

憂鬱感が強いとか食欲がない、やる気が起きないなど、うつ病と似た症状があっても実はうつ病とは限らない。その違いは何か。うつ病を一言で表すと、エネルギーの枯渇状態である。貯金を使い果たすと何も買えないように、エネルギーを使い果たすと、何もできなくなる。「うつ病」と「単なる落ち込みや憂鬱な気分」との違いはエネルギーの量だ。

たまに、いかに自分が辛いかについて滔々と述べる患者さんがおられる。うつ病の方が、こんなにエネルギッシュにしゃべれるだろうか。本当にエネルギーを使い果たしていれば、話すのも訴えるのもしんどく大儀になるはずだ。

エネルギーが枯渇すると、人はしおれた花みたいになる。つまり話すのもおっくう、人と会いたくない、食べるのも面倒、顔から生気が失われる、夜も熟睡できない。そしてそのすべての変化は、案外しっかりと顔に出る。

だから私は、診察室で「聴診器」の代わりに「私の目」を使う。とにかくまず患者さんの顔を見る。症状が良くなっても悪くなっても表情ひとつでだいたいのところが分かる。患者さんの中には「先生がパソコンばかり見て、自分の顔を見てくれない」という理由で病院を変わってくる方も少なくない。みんなしっかり自分を見てほしいのだ。

専門家は毎日たくさんの顔を見ないといけない

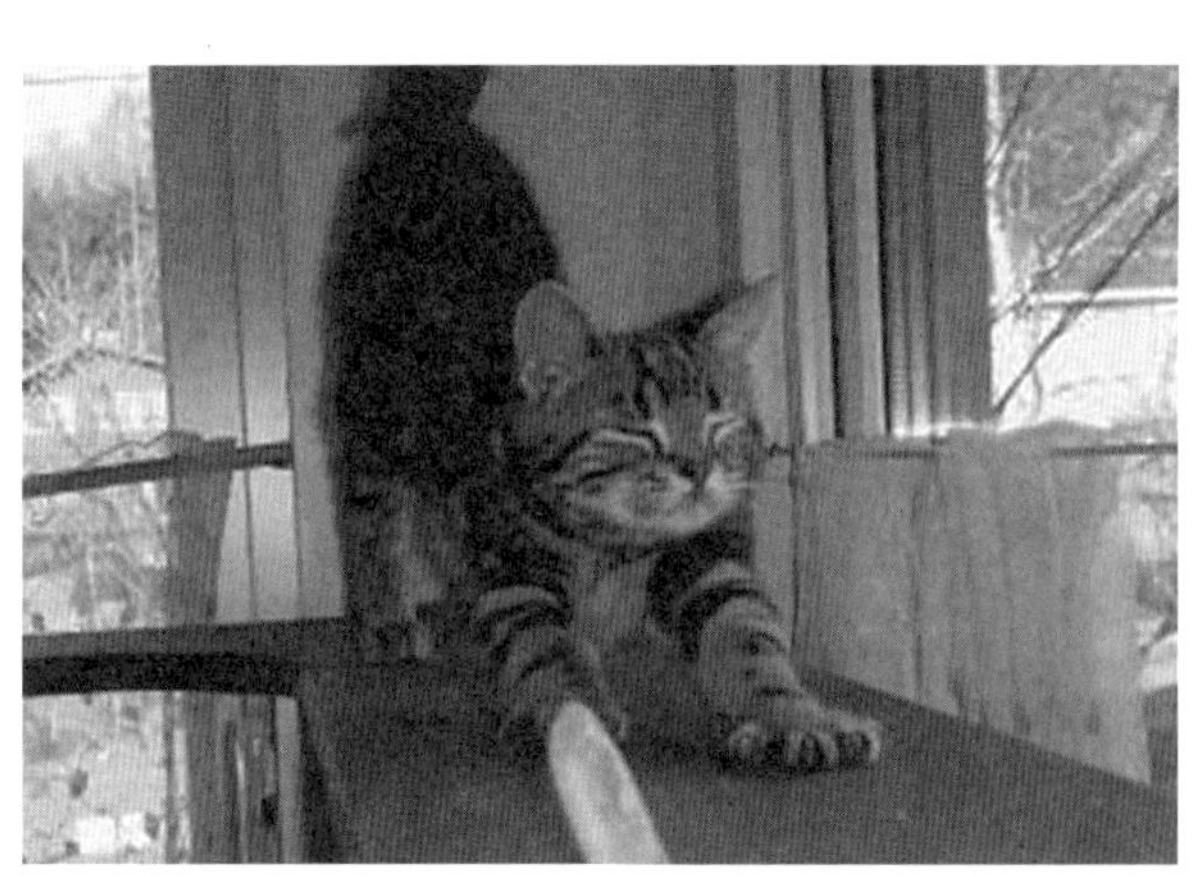

が、皆さんなら家族だけ。家族の数なら知れている。毎日子どもたちをがみがみと追いたてる前に、わが子の顔が生き生きとしているかを見よう。忙しさにかまけて相棒の顔などじっくり見たことがないという方も、朝起きた時の顔を「定点観測」していれば、いずれその日の調子や気分が分かるようになる。

毎日同じようでも、家族の顔や表情にはさまざまな情報が書き込まれている。日々見続けることではじめて、その人の変化というものが分かるようになる。その変化や違いをキャッチすることが大切なのだ。薬や病院に頼る前に、ぜひ「あなたの目」を使ってみてはどうだろう。

心が宿る場所を大切に

　この夏は久しぶりの猛暑だった。旅をした私も旅先の暑さでバテたが、自分の「疲れ」が暑さ負けなのか仕事疲れがどっと出たのか、はたまた旅行という慣れない環境に適応できていないのか悩んでしまった。それがきっかけで私は「疲れ」とは一体何で、どこから来ているのかなどについて思いを巡らすことになった。

　そんなある日、出張先で読んだ新聞が私の目を引いた。それは「体で対話する生き方」というタイトルで、ダンサーの日常を追ったドキュメンタリー映画を紹介するものだった。ダンサーの「自分の体に敏感になると人の気配も分かるようになっていく」「体が柔らかく開くと心も開く。そうすると相手も受け入れてくれる」の言葉が印象的だった。監督は「自分の体に意識を向けるきっかけになってほしくて」この映画を作ったという。

　精神科医というと、心ばかりを見ていると思われるかもしれない。でも私は、患者さんの姿勢や傾きや太り方などを同時に診ている。「心と体は人間が便宜上分けただけで、本来は分けられるものでない」と私は考えている。

長く心の不調に悩むA子さんはあちこちの病院に何年も通院した後、半年ほど前に当院に変わってきた。幸い半年で症状が改善した。しかし喜びも束の間、引っ越しをきっかけに調子を崩した。A子さんは引っ越しで無理はしていないと言い張った。むしろ広く快適な家に越してうれしくて仕方がない。それなのに精神病状がぶり返したことに納得がいかないと言う。落ち込む彼女を前に私もハタと考えこんでしまった。

しかし、こういうことだと思う。新しい木の香りのする住みやすい一軒家に何の不足があろう。しかし、いくら心はうれしくても、彼女自身の体はそれまでの狭いアパート暮らしにすっかり馴染んでいた。動線も気づかいも異なる新しい住まいに、まだ体が馴染めずに緊張を強いられ、その結果、心も疲

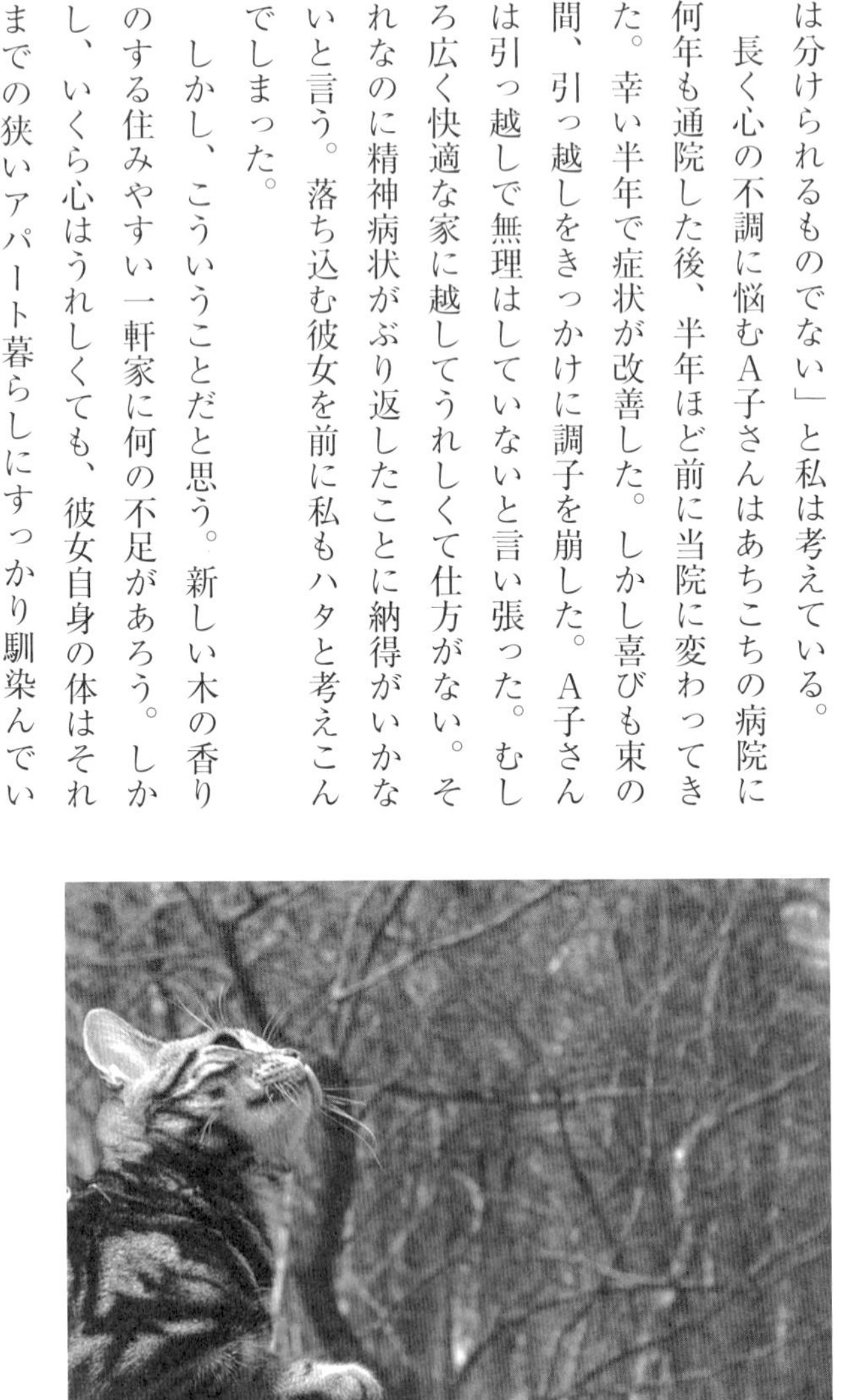

れてしまったのではないだろうか。

「引っ越しくらいで」あるいは「たかが部署が変わっただけで」と思う人は多い。けれど、環境の変化は、知らず知らずのうちにまず体に負担をかける。その結果、体の緊張から心の不調を来す人は案外多いのではないだろうか。

体の専門家であるダンサーと、心の専門家である精神科医が同じことを考えている。「柔らかくしなやかな体が柔らかい心をつくる」「体の病気の遠因が心にある」「心の病気のきっかけが体だった」などだ。なんだか調子が悪いなぁ、という時は、「体」にも「心」にも意識を向けて、ぜひあなた自身との〝三者会談〟をやってみてほしい。

反論で対等な関係築く

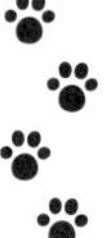

「もう、言われ放題なんです」。その患者さんは嘆息をついた。職場の先輩がいつもきつく当たるらしい。患者さんは何も言い返せない。ところがある日、ご飯が喉を通らず夜も眠れぬほどになり、翌日思いきって「あんな言い方をされて落ち込みしんどかった」と初めて伝えたそうだ。相手は黙った。「すごくすっきりしたんです。自分のすっきり感に本当に驚きました」と、患者さんはうれしそうだった。これからは少しずつ言うようにすると言う。

自称しっかり者の私でさえ、家で、職場で、どれだけ黙り込んでしまうことか。このトシになれば言い訳にもならないが、そういう訓練を受けていないし、今まで言い返す大事さをあまり意識してこなかった。相手が理不尽であればあるほど「どうせ分かってもらえない」とばかり黙ってしまっている。

もう親のせいにはできないが、親に口ごたえをしてはいけない、などと教えられ、反抗したり言い返したりすることをしてこなかった。そんな人は意外に多い。先日、わざわざ横浜の友人宅に泊まりに行った妹も、一晩中友人から愚痴を聞かされ、それを制止できなかったというからあきれてしまった。

実は夫婦にもこうしたパターンは多い。夫が毒舌家だと妻は黙り込む。妻が愚痴っぽかったり嫌みを言ったりするタイプだと夫は黙る。私たちは自分の気持ちや考えを伝えることに慣れていない上に、喧嘩になるのを異常に恐れている。けれど、やっぱり言い返さない方にも責任があると思う。

職場での反乱は波風が立つことも多い。まずは家庭の中で練習をしてみてはどうか。子どもが口ごたえしたら「へえ、そんなことを考えていたんだ」と受け止めてあげよう。夫婦の間でも、言い返す練習をしよう。いや、するべきだと思う。

なぜかというと、長い年月の間にそれぞれの性格の特徴やパターンが強化され、その差が埋められぬほど大きな溝となるからだ。共白髪になったころ、愚痴が常態化して認知症になってしまう妻、毒舌が常態化して暴力的になってしまう夫。そうなって初めて精神科の門を叩くことになる。

黙り込むことは決して相手に対する愛情ではない。その場限りの平和を重視した、自分を守る手段である。優し過ぎる人、優し過ぎる妻（夫）、優し過ぎる母（父）は相手の欠点を長年かけて大事に育てているのだと知れば怖い話だ。

固い頭になる、事件になる、認知症になる、その前に、愛情を込めて相手と戦おう。まず家庭の中で親子や夫婦やきょうだい、考えや思いの違いを言い合える対等な関係をつくろう。たくさんのケースを見てきた私の切なる願いである。

「じりつとは」の深い意味

30歳をすぎた頃、九死に一生を得る体験をした。幼い子ども4人を連れて、家族でドライブに出かけた時のことである。途中、景色のいい場所で夫が車を止め、先に外に出た。道の左側は絶壁で落ちたら奈落の底、という高さである。その時、車がじりじりと下り始めたのだ。運転をしないペーパードライバーの私にもブレーキが甘いのだと分かった。

慌てて夫に「大変！車が下がる！」と叫んだのだが、彼はうれしくて手を振っていると勘違いしているようである。私は咄嗟に「この人を当てにしていたら子どももろとも死んでしまう」と判断した。頭が真っ白になったが、とにかく自分の力でなんとかしなければと、めちゃくちゃ両手を振り回した。どこかにブレーキがあるはず！との考えがよぎったのだ。すると、アッという瞬間があって、手がハンドブレーキに触れた。それを力いっぱい引いて、車は止まった。

私の自立心が、自分と子どもの命を救ったと思った。そして、若い時に免許を取らせてくれた父に感謝した。運転を全く知らず、夫に依存する体質だったら、死んでいたと思う。

この事件はずっと私の中のテーマだったが、最近、室井滋さんの『しげちゃんと　じりつさん』という絵本を読んだ時、二つの事柄がつながった。おばあちゃん子のしげちゃんは、おばあちゃんがいないとだめだったり、夜も祖母と一緒に寝たりする甘えん坊さん。だが、小学校1年の通信簿で先生に「自立を！」と書かれてしまう。そこでお母さんは1人で寝られる子になるよう仕向けたのだが……という内容である。

室井さんは「親子で〝じりつ〟を考えるきっかけにしてほしかった」と言う。自立というと一般には「親の家から出る」「自分で稼ぐ」というイメージだろう。でも、それらは強力な手段の一つだという意味であって最終の目的ではない。

私の命を助けた「じりつ心」も、しげちゃんのお母さんが考えた「じりつ」も、そんな狭小な解釈ではない。自分の頭で考え、自分で判断し、自分で生きていく力をつけるためには、どうしたらいいかという話である。

咄嗟の判断力の違いが生死の分かれ目になることがある。同じ病気になっても「治る人」と「治らない人」の差になって表れることもある。障がい者や高齢のお年寄りのサービスも行き届いていればいいとは限らない。十人いれば十人、百人いれば百人、人それぞれに「じりつ」の内容は違う。

あなたにとっての「じりつ」とは何か。「じりつ」にはゴールなんてないのだ。私はこれからも生きている限り、自分の足でしっかり立って歩いて考える生き方をしたいと思っている。

〈注〉
室井滋著『しげちゃんと　じりつさん』（金の星社）

自分が変われば相手も

精神科の患者さんの症状は、どこからが病気でどこからが性格的なものか区別がつきにくい。それもそのはず。心の病とは「人間関係の病」でもあるからだ。

人間関係の中で、人の心は一定の法則に従って動く傾向がある。満面の笑みを浮かべて「ありがとう」と言われた時、自然に人はうれしい気持ちになる、などはそのちょっとした例である。

精神医療では、その動きの法則性を見つけていくことが大切で必要になる。例えば、ダダをこね続けた時に根負けした親が自分のわがままを聞いてくれると、子どもはだんだんわがままを通すためにダダをこねたり、それがエスカレートしたりする可能性もある。こうやって親子の間で長年の間に困った性格や精神症状が形成されていくことはよくあることだ。私たちは患者さんと家族の心の関係性を探り、良くない力関係が働いているなら、それを別の方向に変えるよう働きかけたりもする。

先日、激しい不安障害で入院となったA君はまだ若い17歳。不安が起きるたびに家に電話し、会いたいと言う。それが1日十数回にもなって親がネをあげた。患者さんは発作を起こすと親が言いなりになることを無意識に知っている。発作を収めたい一心で子どもの願いをかなえ続けたツケは大きい。

また別の例だが、神経質で几帳面な強迫性障害のBさんには、おおらかでのんびりとした妻がいた。神経質な夫を持てば、妻はバランスをとるためにどんどん大ざっぱになりがちだが、妻が大ざっぱになればなるほど夫は不安になり、強迫的な行動が増えていた。

こんな時、患者さん自身を治療するのはもちろんだが、家族にも働きかけ、変わってもらわないと症状は改善しない。A君の両親とは、今後A君の言いなりにならないよう話し合う予定だ。Bさんの奥さんには、ご主人の症状を神経質すぎると決めつけないようにお願いした。そして奥さんも几帳面な面を出してくれれば、ご主人も安心すると助言したところ、症状は少しずつ改善している。

人間はともすれば、相手ばかり変えようとする。というか、自分は変わりたくない、相手をばかり変えたいと思う人であふれている。誰でも自分は悪くないと思い、自分が変わることには強い抵抗を感じるものだ。

しかし、人の心が関係性の中でどちらにも動くことが分かれば、どうだろう。どちらがいいか悪いかではない。相手の病気が良くなったり、二人の関係が良くなったりすることが目的なのだから、思いきって自分から変わってみよう。「自分が変われば相手が変わる」は真実である。ぜひ試してみてほしい。

人生の伴走者とは誰か

どの人にも人生の伴走者ともいうべき人がついてくれている。こんなことを言えば、夫や妻、親や友人などの身近な人たちを思い浮かべるだろう。だが違う。あなたの人生についかなる時も寄り添ってくれる心強い人生の伴走者。それは実は「あなた」の中にいるのである。

いったい何のことかと思われるかもしれない。それは「自分の中にいて、自分を見ているもうひとりの自分」である。そしてそれは誰にでもいる。それが「自我」と呼ばれる存在だ。

こんなことはないだろうか。とても緊張する場面に置かれた時、冷や汗をかきながら慌てている自分がいる一方で、緊張し慌てている自分を冷静に「困ったことになったぞ、どうする？」などと思いつつ見ている自分もまた同時にいたりすること。また、思春期の子どもに「そろそろ自我が出てきた」と評するように、自我は相手と意見が違っても「私はこう考える」と主張できる力を生む。これを世間では「反抗」と呼んだりするが、ただ主張するだけでなく相手の思いも汲みながら対応ができるように手助けすることで、自我は育っていくのだ。こうした主張や対応をするためには、自分を客観的に見つめる能力が欠かせない。

例えば「自分が認知症ではないかと心配しているうちは大丈夫」というように、今の自分の思考や判断力の衰えをちゃんと客観的に認識するというのは、なかなかすごい能力なのである。これもしっかりした自我があればこそ可能になる。ちなみに自己主張の強い人を「あの人は我が強い」と表現することがあるが、それとは違うので誤解しないでほしい。そういう人はむしろ自分の弱さを、強がりや頑固さでカバーしていることが多い。

高齢になり、親類縁者もいないままひとり暮らしをしている人を見れば、周りはどんなに寂しいだろうと案ずるかもしれない。しかし当の本人は特に寂しいとも思わずに暮らしている。これも、人は本来もうひとりの自分と対話しながら生きる力を持っているからである。人は孤独に耐える力を十分に持っているものだ。

私が患者さんを診察したり治療したりする時に重要視するのも、表に出た症状より、むしろこうした「自我」の強弱であると言えば驚かれるだろうか。「自分の中のもうひとりの自分」は誰にも必ずいる。自分を客観的に見つめ、時に励ましたり、慰めたり、叱ったりしてくれる、唯一無二の親友であり味方だ。無意識のうちに「ふたり」が会話することで、人は人生の孤独や荒波を乗り越えていく。若くても老いても、ひとりの時間を大切にし、自分を見つめ、自分と対話する時間を持ってほしいと思う。

私にとっての「魔法の杖」

子育てと精神科の治療は共通点が多い。そう気づいたのは、以前住んでいた所の地元の新聞に子育ての連載をしていた20年ほど前のことだ。児童精神医学が専門ではない私が、不思議と子育ての記事を書き続けることができた。その経験から、未熟な子どもをひとり立ちするまで育てる「子育て」と、弱っている患者さんの心を育てて社会に送り出す「治療」の本質が同じだと知ったのだった。

子育ても治療も相手の心に添い、叱ったり褒めたりしながら対応し、またいろいろな役割の人が関わることで社会性を獲得させていく。それを裏づけるように、精神科に勤務するようになって子育てがラクになったという看護師は少なくないし、私もその一人だ。

精神科医になった当初は、ただ患者さんの気持ちに共感することに必死だった。しかし、精神科病院にあっては一対一の関係だけに閉じこもってはいられない。同時にさまざまな職種が関わっており、自分が関わる部分はそのほんの一部にすぎない。また主治医としてチームをまとめるという役目もある。診察室での様子だけでなく生活全般や過去、将来など広い視野に立って治療方針を決める。その中で時には制限をしたり、叱ったりすることも必要になる。

私は最初、家庭でいえば父親が担いがちなこの役目がとても苦手だった。しかし次第に抵抗なくやれるようになり、今ではメリハリのきいた役割と優しくて受容的な役割を使い分けることができるようになった。母親や看護師のように身近でお世話をするからこそ見えることと、主治医として少し距離を置くからこそ見えるものは違う。そしてその両方が必要なのだ。

精神科ではそれを意図的にやっているわけだが、これはあらゆる人間関係に応用できるだろう。例えば「両親の考えを統一しないと子どもが混乱する」などと言われるが、必ずしもそうではない。両親であっても別人である。考え方も接し方も違うのが当たり前だ。その二つをどのようにうまく機能させるかが大事なのだ。また、会社という組織で人を育てる時も同様だと思う。どんなに優秀な人でも、人は一人では何もできない。反対に、どんな人にも存在の価値を与えることができる。

価値観や考え方、やり方の違う人を敬遠し、つい排除したくなる私たちだ。でも「チームで」という観点に立つと、あの人がいるから、この人がいるおかげで、という謙虚な気持ちになれる。長い間精神科病院という特殊な環境で働いてきた私はそのことを学んだ。今では家庭でも職場でもその考え方を取り入れた途端に不思議と物事がうまく運ぶ、いわば私にとっての「魔法の杖」なのである。

「一歩だけ踏み出す」効用

患者さんに対応する時、「行動こそがホンネ」という見方をすることがある。例えば「早く1人暮らしがしたい」と言いながら何年も家を出ない人がいる。「もちろん結婚したいです」と言いつつ決断しない人がいる。「こんな会社、今すぐ辞めたい」なんていうのもある。どれも「行動こそがホンネ」という理屈に立つと、「1人暮らしもいいけど、この居心地は手放せない」「自分を捨ててまで結婚したくない」「会社を変わるほどの自信はない」あたりがホンネだと私は踏んでいる。その人の言葉より行動を見よ、である。

ご主人を亡くし、1人暮らしとなった75歳の老婦人がおられた。心配した娘さんが夫と3人の子どもを連れて同居した。最初はうれしかった婦人だが、間もなくことごとく若い人たちと合わなくなり、うつ状態になってしまった。「やっぱり1人暮らしのほうがよかった」「でも私から同居を望んだのに、出て行ってとは言えない」と悶々としていた。私は軽い発想の転換のつもりで、「いっそ広い一軒家は若い人に譲ったらどう?」と提案した。

「娘さんから家賃をもらって、アパートで気ままな1人暮らしもいいかも」

彼女は素直な人で私の軽い助言を本気で実行したのだ。家具つき賃貸アパートを見つけてきたのには、私のほうが驚いてしまった。そして「ここで生活してもいいかも」と思えるようになったという。しかし結局、彼女が家を出ることはなかった。なぜなら「嫌だったらいつでも出られる」という余裕と自信が彼女をちょっぴり変えたのだ。娘夫婦との軋みが明らかに少なくなった。その後、いろいろあって娘家族が家を出ることになり、今ではほどよい距離を保ってうまくいっているという。

私自身は行動派である。行動すれば失敗も多くなるが、想像を超える発見がある。老婦人のように少し経験するだけでも選択肢が広がって心に余裕が生まれるし、自信がつく。これらが行動することの効

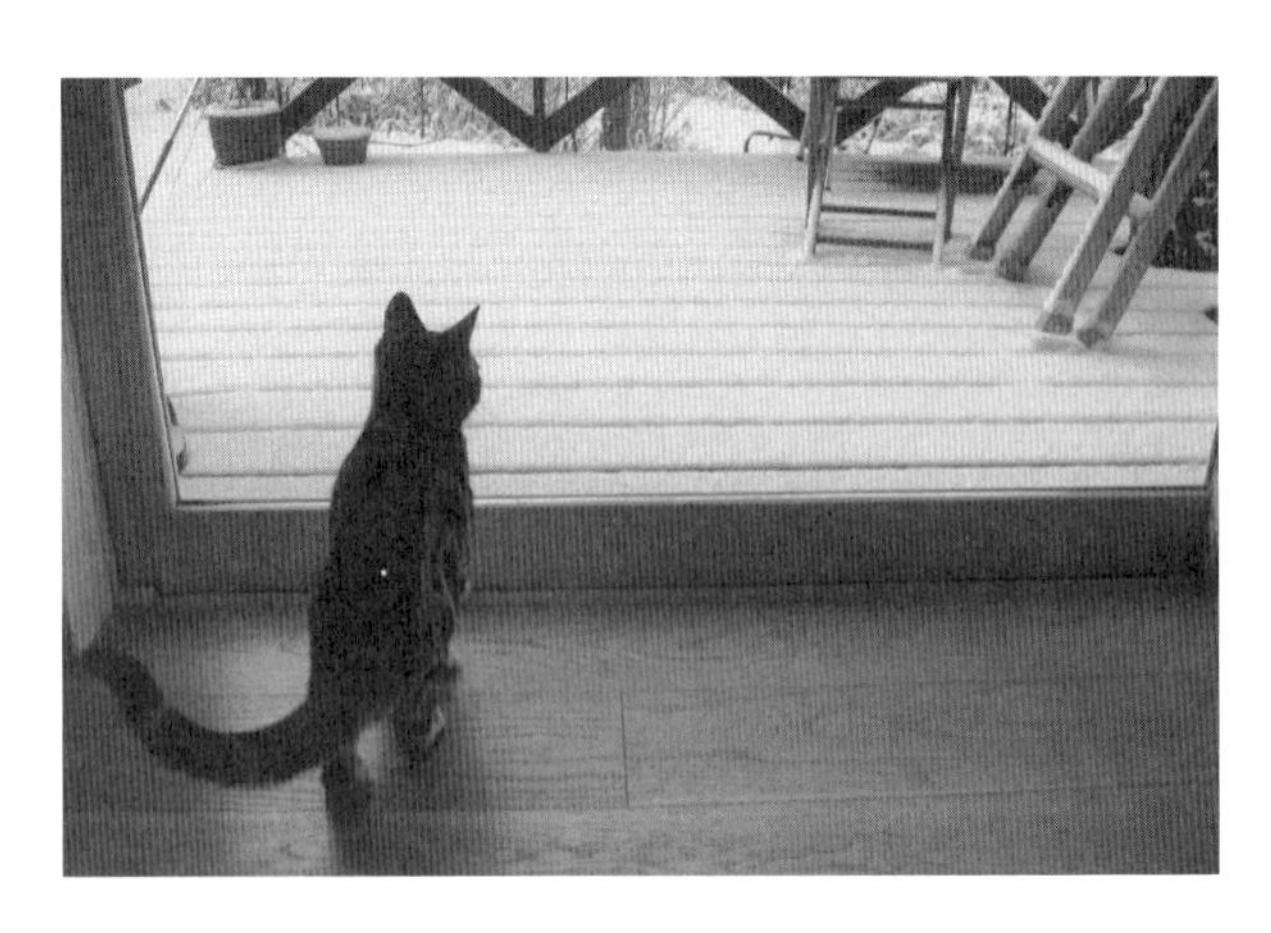

用である。そこで提案だが、もしあなたにくよくよと悩んだり、決めかねていたりすることがあるのなら、まずは一歩でいいから行動してみてはどうだろう。

「一歩だけ」がいいのは、一歩だけなら失敗が少なく、成功体験を得やすいからだ。山梨日日新聞の本田秀夫先生の連載「にじいろ子育て」に先週書かれていた子育てに大事な「成功体験」も「一歩だけ」なら失敗が少なく、わが子が自信を積み重ねやすくなる。一歩進めば景色が変わる。もう一歩進めば気持ちが変わる。次の一歩は、一歩進んだ後で考えればいい。「一歩でいい」「一歩がいい」が、私の勧める最小にして最大のコツである。

年の初めに手放すこと

新しい年を迎え、「今年こそ何かを始めたい」と思う人も多いだろう。しかし、私はあえてこう勧めたい。「今年こそ何かをやめてはどうですか？」と。

実は「始める」ことより「やめる」ことのほうがはるかに難しい。長年続けてきた何かを、やめたり、断ったり、捨てたり、手放したりするには決断力や勇気がいる。真面目な人ほど難しい。誠実な人ほど悩んでしまう。なぜだろう。それは捨てることが怖いからだ。捨てることは失うことだと思っているからだ。断ることは迷惑がかかると思っているからだ。

失うことは誰でも怖い。惰性と言われてもいいから、失うよりしがみついているほうがまだラクだ。そうして、「始めるより、やめるほうが何倍も難しいこと」をいいことに、人は背負うものを増やしていく。それはあたかも家の中にモノがどんどん増えていく様と似ている。自分で自分の背中は見えない。だからこそ一度、その荷を見直してみてはどうだろう。

実は手放すことは何かを失うことでは決してない。「自分の人生になくてはならないことは何か」をハッキリ知ることにつながる行為である。なんとなくずるずると続けていることはないか。人生のしがらみから断れずにいることはないか。また自分にとって大事なことでも、身体が言うことをきかなくなって無理をしていることはないか。いや、かつては大事だったとしても、もう役割を終えたことはないか。

一つ、二つと思いきって荷を下ろしてみれば、肩にくい込んでいた重みも減り身体も軽く、動きやすくなる。「荷物が減るって、なんて気持ちのいいことか」とつくづく知るだろう。すっかりやめるのは無理でも減らせばいい、転換していけばいい。そして自然に納得のいく形に変えていけばいい。

先日ふと思いついて、身近な人たちに「始めるコツとやめるコツ、どっちが知りたい？」と尋ねたら、「やめるほう」との答えが圧倒的だった。「手放すことはとてもしんどい作業だったけれど、それでも手放してよかった」という声も多かった。やめることの困難さや大事さにみんな薄々気づいているのだと思えた。

やめることは、自分の中に「空き地」をつくるようなものである。いろいろな何かで埋もれていては、新しいものは入ってこない。背負い過ぎて窮屈な中でもがいているより、まず、何かを手放してみよう。そして静かに待つのだ。そこに何を入れようか、何が入ってくるだろうと想像することはきっととても楽しいはず。あなたがつくったその「空き地」に、今のあなたにふさわしいものが、ふさわしい形で必ず入ってくると思うよ。さて今年、私は何をやめようか。

愚痴りたいとき、思うこと

愚痴はおおむね女性の専売特許だ。もちろん男性にも愚痴りたいことは山のようにあるだろう。愚痴を言えば気持ちがすっきりする、すっきりした後はやる気も出るというもの。ところが、愚痴は聞く側にとってあまり心地よいものではない。なのでつい早くアドバイスをして愚痴を止めたい衝動にかられる。でも止めようとすればするほど、逆効果になるだろう。相手は「自分の気持ちを分かってもらえていない」と悲愴感を漂わせ、さらに声高く愚痴を述べ立ててくるからだ。じゃあ、どうしたらいいの？ という気持ちになるが、この愚痴のループを止める、とっておきの方法を提案したい。

例えば女性が夫の愚痴を言っている場合。積年の恨みつらみがあるだけに迫力もあって、中途半端なアドバイスでは通用しない。そこで私は「でも、そんな夫を選んだのはあなたでしょう？」とやんわり問いかける。相手は「だけど、その時には気づかなかったんだから仕方ないでしょ」。私は「なるほどね。でもちょっと考えてみて。その時、あなたのご主人より男前で、高給取りで、頭が良くて気がきいて、ステキな男性が近くにいたと仮定しましょう。果たしてその男性は、あなたを選んだかしら」。するど、さすがに女性は黙る。黙らされるといったほうが正確だろうか。

これはどんなことにも当てはまる。職場の愚痴しかり、友達の愚痴しかり。先日も、職場のもめ事からうつ病を発症して1年ぶりに復職した男性がいた。「なんとかやっています。しかし、職場は相変わらずレベルの低い問題でゴタゴタしていて嫌になります」と言うので、例の持論をぶった。「あなたは地元から出たがらず、一番手っとり早い就職先を選んだんだよね。もし、勉学に励み苦労の揚げ句、すばらしい会社にたどり着いていたなら、今の状況は起きてなかったかも」と。その時は黙って帰った男性だが、1カ月後の診察で「先生のあの言葉は衝撃で

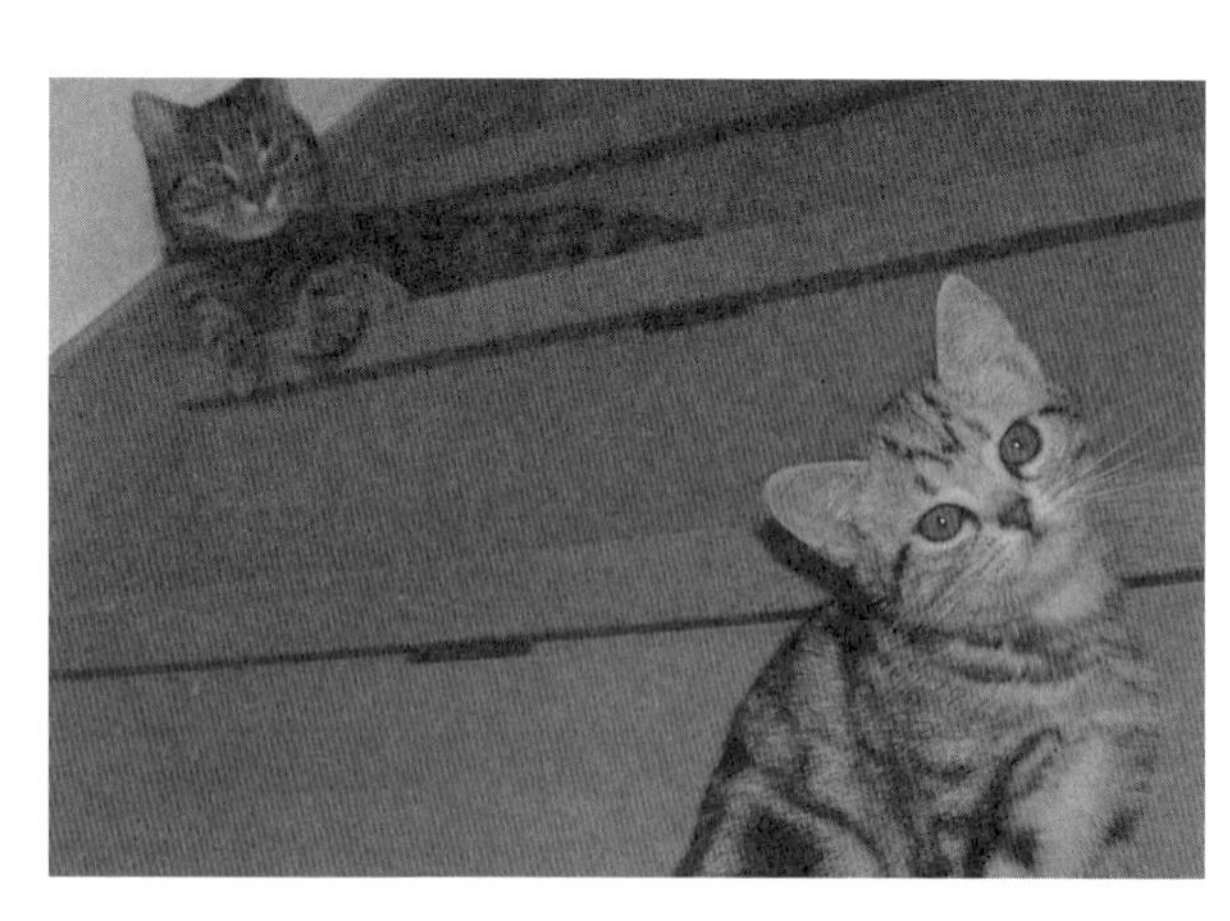

した。目からウロコです。職場に対する思いが変わり、人生まで考えてしまいました」と言ってくれた。

愚痴や悪口を言うとき、人は「自分だけは別」という前提で話している。でも本当は「別」じゃない。類が友を呼んでいるだけだ。それが分かれば、愚痴を言いそうになったとき、口を押さえたくもなる。愚痴は言っていい。おおいに。だけど、あなただけ「別」でないことを知った上で。この私だからこそ、この夫がいる。この私だからこそ、この会社に居る。この私だからこそ、今の状況を招いている……。そう思うと少なくとも私は、今居る場所を高められる自分でありたいと思うのだ。

曖昧さに耐えるということ

先日、福島県相馬市で精神医療に携わっている元同僚から勧められたテレビを見た。番組では、震災直後に多かった自死が一時減少したものの、最近になって再び増加傾向にあるという話を取り上げていた。その現象をアメリカの社会学者が提唱した「曖昧な喪失」という言葉で説明していた。はて、曖昧な喪失とは何だろう。

例えば家屋敷をすべて失った場合、ショックは甚大だが諦めざるを得ない状況となり、そのぶん強い覚悟が生まれる。ところが一時避難などだと、いずれ帰れると期待するが、現実は厳しく期待と失望が繰り返されるうちに心が疲弊してしまうのだという。覚悟ができるのと、真綿で首を絞められるような状況の違いは、精神科の患者さんも同様で、大きなショックには耐えられるのに、わずかな出来事で再発する。

ある重症の統合失調症の女性患者さんは、お母さんが献身的に面倒を見てくれたおかげで退院できた。ところがそのお母さんが突然の病で亡くなる。どうなることかと思ったが、予想に反して彼女の症状は落ち着き、病弱な父親のために家事までやるようになった。しかしこの病気に再発はつきもの。そしてそのきっかけは、ちょっと面子をつぶされたような曖昧な出来事であることに気づいた。

親の死を覚悟して再発しなかった患者さんが、どうしてこんな些細なことに弱いのかと不思議に思う。でもこれは統合失調症の患者さん全般に見られる傾向なのだ。大きな出来事に平気でも「こんなことくらいで?」というようなことで再発する。それは何も精神障害の方特有の現象ではない。

実は私も自分を「逆境に強い人」だと思っていた。だがその認識は間違っていたかもしれない。人間はそもそも逆境には強いのだ。むしろ些細なことや曖昧なことに弱いのが人間なのではないか。分かりやすい逆境にあれば、覚悟ができるし、周りの人が助

けてもくれる。だが些細で曖昧なダメージは外からは見えず、周りの助けも得られないまま知らず知らずのうちに本人の力を奪っていく。

震災は極端な例であって、そもそも考えてみれば人生とは、子どもが巣立っていくあたりから最期を迎えるまで、曖昧な喪失体験を繰り返していくようなものだ。そして老いていくこともまた、希望と失望を繰り返しつつ、だんだんできなくなることが増えていく、まさに曖昧な喪失体験の典型である。人生の途上にある私には、それに対してどうしたらいいかという知恵は浮かばない。けれども、希望と失望の繰り返しであるグレーゾーンな人生そのものを、苦しさ辛さも含めて味わえる心境になりたいと思う昨今である。

叱ることの難しさを思う

上司に叱られたと言って落ち込む患者さんの話を聞くにつけ、叱ることの難しさを思う。そして、つくづく褒めるより叱るほうが何十倍も大変だと実感する。

私は子どもの頃、祖母に育てられたのだが、叱られた覚えがない。祖母は言葉では叱らなかったが悲しそうな表情を見せた。私は幼いながらも悪いことをした自覚があり、小さくなっていた。「自分のような子どもでも、悪いことをした時には、分かるものだ」ということにわれながら驚いたことを覚えている。父親の子育ては、普段は何も言わないが、いったん約束を破ると、板の間に何時間も正座させるというものだった。

そんな経験からわが子にも、がみがみと叱る子育てはしなかったし、誰に対しても叱ることは苦手で、また慎重でもある。院長になってからも患者さんや職員を叱ることはあまりない。軽く注意を促すか、あるいは自分が叱らず、しっかり冷静になってから適任の人に注意してもらう程度である。

私がなぜ人を叱らないかというと、あまりにも叱ることが難しいからだ。叱りたいと思う時、私は相手のためを思うと同時に、自分の立場上であったり、あるいは自分の思い通りに育っていない相手に対して失望や腹立ちの気持ちが混じっていたりすることにも気づく。するとためらってしまうのだ。また、相手の事情や体調、心の状態抜きに叱ると危険だし、相手にとっては言い分があっても上司や主治医に言い返すのは難しいだろう。そんなこんなを考えすぎて、ついきつく叱れなくなる。

ちなみにかつて厳しく叱ったことのある職員に聞いてみた。「昔、2回ほど叱ったね。覚えてる？」。すると「あれは院長のためにやったことなので納得がいかなかった。でも言い返せなかったんです」「もう1回は忘れました」と言う。「じゃあ、2回とも的外れで学びになっていないね」と2人で思わず笑っ

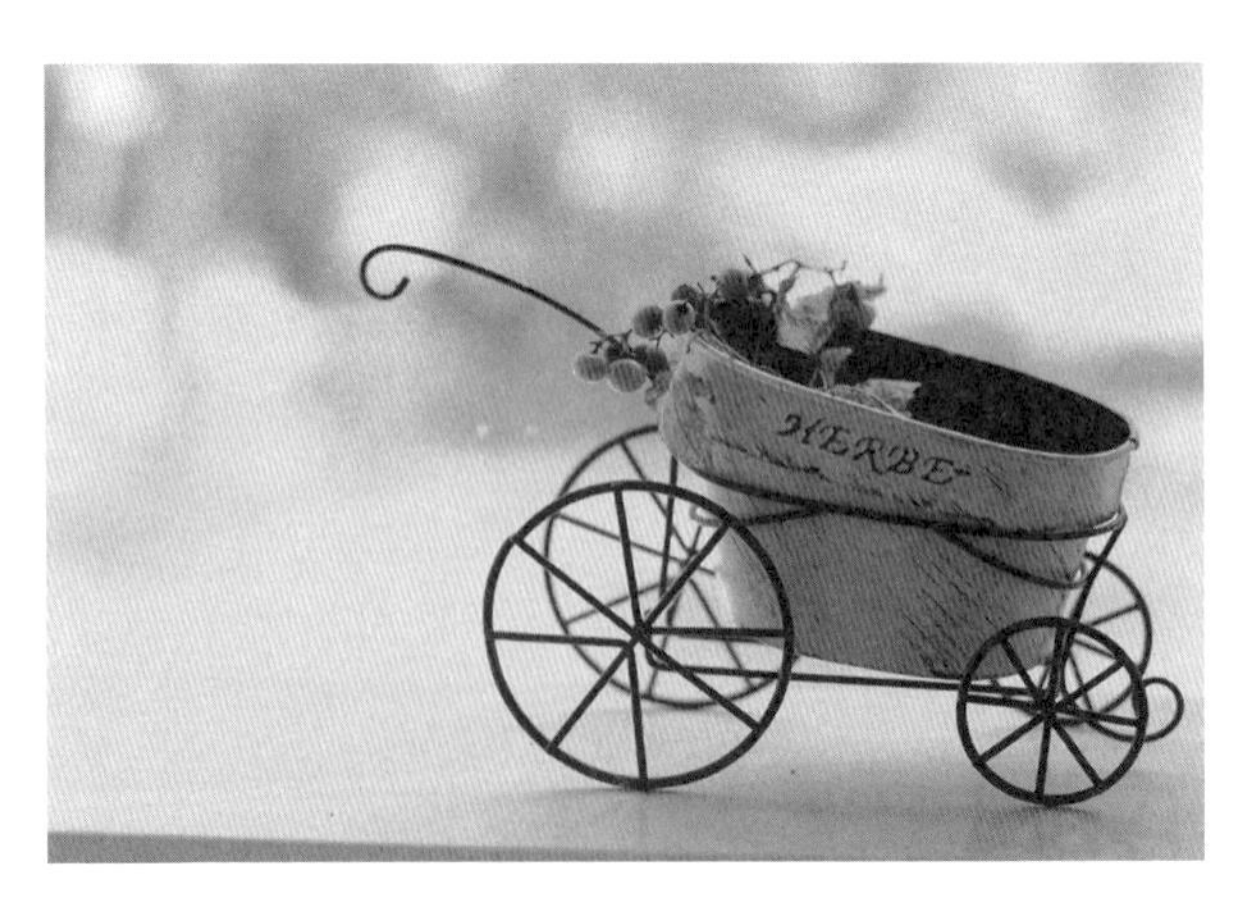

てしまった。そんなものなのだ。

クリニックをやっていた20年前には、ある対応のきつい看護師にとても優しく「あなたの言い方ははっきりしていて分かりやすいけど、患者さんによってはきつく感じる方もいると思う。相手によるので気をつけてね」と注意したことがある。翌日私が受け取ったのは彼女の辞表で、翌々日からパッタリ来なくなった。あ〜あ。きつくても優しくてもだめなら、いったいどうすればいいの。

今の私の結論は「上司は自分の意見を言い、相手にも話す余裕を与え、対等に話し合うくらいがちょうどいい」というものだが今後も試行錯誤は続くだろう。こんなゆるいことを言っていると、立派な方からは、まさに「お叱り」を受けるだろうか。

病気の陰に隠れないで

歌舞伎役者の市川海老蔵さんの妻である小林麻央さんは、病気を隠して闘病生活をされていたが、マスコミにスクープされて乳がんを公表。その後、ブログを始めて自らの想いを発信していくことを決意された。そのきっかけとなったのは「病気の陰に隠れないで」という主治医の一言だったそうだ。私もまたその言葉に衝撃を受けた一人である。

先日から診ている中年の婦人は、身体中が痛みだして身体科を訪れたが疾患が見つからず、精神科を勧められて受診された。そして薬物療法などで痛みは生活に支障のない程度まで改善していった。しかし間もなく婦人は「痛みはなくなったが、身体中がだるくて眠い」と訴えるようになった。

私は「痛みがこれほど良くなったのにね。良くなった時、少し家事などやってみた？」と聞いた。「ええ、恐る恐る。でもまた再発するのじゃないかと怖くて。そしたら案の定、だるくて眠いなと気がついて」と言う。「何か新たな病気探しをしてない？」と聞くと、「そんなことないです、本当にだるくて」と言う。「そうね。ここは病院だから、病気の症状を話してくれるのは当然だよね」「はい」「私もあまり家事のことなど聞いてなくて、症状はどうですか、って病気の話ばかりになって。お互いに病院にいるのだから当たり前かもしれない。でも、あれだけ苦しんだ痛みが取れて、すごく喜んでいたあなたは、何か今までやりたくてもできなかったことに手をつけた？　何か別の症状が出るのじゃないかと戦々恐々としながら新しい病気探しをしているようにも見えるよ。今の状態でもできる家事はあるでしょう」などと話し合った。

きっと家でも愚痴や言い訳が多いのだろう。付き添う夫も私との会話で胸のつかえが取れたような顔をしていた。

実は病気の人だけではない。みんな隠れるのが上手である。私が忙しい仕事を隠れ蓑に生きているように、ある母親は「まだ子どもが小さいから」と子どもの陰に隠れ、ある妻は「夫がいい顔をしないから」と夫の陰に隠れて生きている。「陰に隠れる」とは「その人や事柄のせいにして、自分本来の人生を生きることから逃げて心や生活を狭くしている」ということだ。

もし、私に何ひとつ隠れるものがなかったら……と思いをはせてみる。一体どんな景色を見たいと思い、どんな人とつながり、何を学びたいと思うだろう。人は必ずいつか死ぬ。

どれだけ頑張ったかより「いかに自分の人生を生きたか」にこそ価値があると私は思う。自分は何の陰に隠れて生きているのか。隠れるものも、能力も失われた時、あなたは誰とどこにいて、どんな景色を見ていたいだろうか。

私論──お金を貯めるコツ

福島の原発事故からはや6年を迎えたが、「自主避難」されている方の住居補助がこの3月で打ち切られることになり、生活に困窮する方は増えるだろう。

精神障がいの方たちも、お金に困っている方が多い。外来に通院中の63歳の男性は障害年金を受け取りながら、共同作業所で働いている。合わせて月に12万円ほどである。将来に備えて貯金をしなければ、という話になったので、家計簿を一緒に検討した。食費の4万円は多いということになり、そこから1万円を貯蓄に回す計画を立てた。

精神科医がそこまで？　と思われるかもしれないが、長期に入院した方が退院していく時など、お金の問題は無視できない。そこで今回はお金の貯め方について考えてみたい。

「お金がない」「お金が貯まらない」が口癖の人がおられる。そんな方々の家をこっそり覗いてみよう。例えば冷蔵庫。う～ん、詰まっていますねえ。賞味期限切れがあったり、本人も忘れたものがあったり。キッチンやリビングも全体にごちゃごちゃしている。そして収納スペースや押し入れはモノであふれている……。しかしよく考えてみてほしい。これらはすべて「お金で買ったもの」だ。

つまり「モノはお金が形を変えたもの」で、言いかえれば、人は金貨に埋まって暮らしているのと同じなのだ。土地も家もモノも元は金貨なんですよ。意識したことありますか？

お金を貯めるというと、家計簿を思い浮かべる人も多い。確かに家計を〝見える化〟することは必要だが、それはお金を貯めるための「最初の一歩」にすぎない。なぜなら家計簿は「お金を使った結果」だからだ。

根本的な解決法は、「お金を使う前に」「これにお金を使って良いかどうかを考えられること」ではないかと思う。世の中には「欲しいもの」「一見必要なもの」でいっぱいだ。それらを手に入れていたらキ

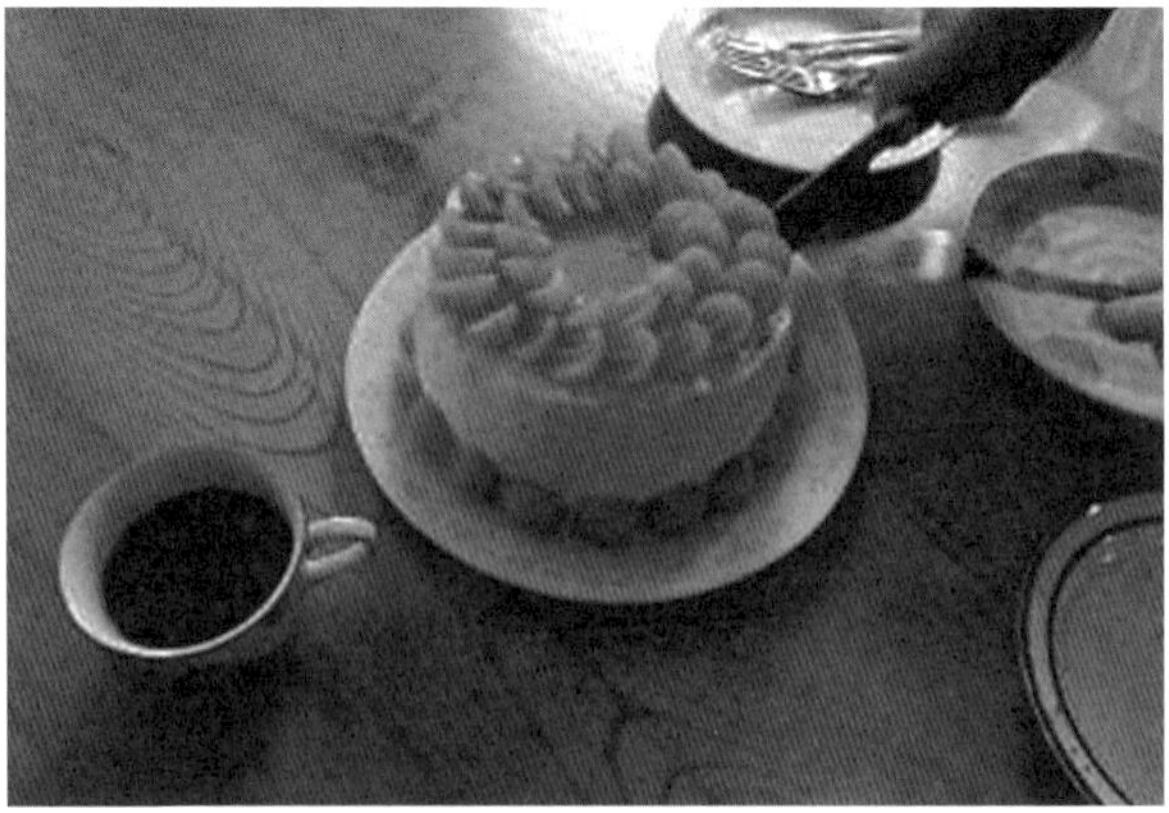

りがない。その結果が上記の家の様子ではないだろうか。

発想を全く切り替えてみよう。自分にとって「欲しいもの」を基準にするのではなく、これがなければ生きていけないくらい必要なもの、大切にしたいものを見つけること。何日かけてもいい。まずそれを考えてみよう。ただ、やみくもにガマンしろというのではない。そぎ落とすこと。自分にとって大切なものを知るプロセスこそが大事なのだ。そのプロセスを経た上で、財布の紐を緩める。

そうすれば月に3千円でも5千円でもお金は貯まるはずである。ならば先にその金額を収入から引いて「そのお金はないもの」として暮らしてみよう。失敗してもいい。緩くてもいい。そうやって買う前に考える習慣を繰り返すことがお金を貯めるコツ。

家庭は社会生活の基盤

やっと仕事に就いた患者さんが「次は結婚したい」と言う時、私はいつも「仕事より結婚生活の維持のほうが一般的にハードルが高いのよ」と話す。家庭を治めるということは、一筋縄ではいかない、人間にとっての一大事業なのだ。最近のテレビで首相が夫人の活動がらみで窮地に立たされたり、皇族方でさえご家庭の問題で悩まれたりする様子を見るにつけ、つくづくその思いを深くする。

自身を振り返っても、仕事を難なくこなすより夫とうまくやるほうが難しいと感じることもある。わが子どもたちを見ても、結婚だ、赤ちゃんだと喜ぶのも束の間、そこから何十年と連綿と続く家庭生活に四苦八苦しているのを垣間見ると、やれやれ心配はつきないものだと嘆息するのだ。

仕事は嫌なら変わったり、辞表1枚で辞めたりすることもできる。が、夫婦や子どもとの関係は密着度も強く逃げ場もない。相手は生の感情をぶつけてくるし、価値観や意見が違って思い通りにいかないことも多い。しかし家庭生活は欠くことのできない人生の基盤なのだから、私たちは家庭を治めることの大切さをもっと認識しておいたほうがいい。やれ結婚式だ、ドレスだと大騒ぎするのも幸せな人生の一コマかもしれないが、私自身はあまりそういうことに関心がなく、家庭を治めるコツというものを親から子へ伝えておくほうがよほど重要だと思うのだ。

以前どこかに「家庭は『やすらぎの場』であると同時に、家族の自我がぶつかり合う『戦いの場』でもある」と書いたところ読者の共感を得たことがある。「喧嘩して当たり前だと聞いて、ほっとした」という感想もあった。自我の違う人間同士が生活を共にするということは、そういうことだ。

「仲良く」と「喧嘩」との相反する両者のバランスをいかに保つかで家庭の真価が問われるだろう。ところが多くの家庭では、意見が異なった時、誰かが黙ったり、我慢したりすることで、その場を丸く治めているように思う。「黙る役割」「我慢する役割」が決まっているかのようだ。表面上の平和を優先するあまりであろうか。

「自分の考えをちゃんと主張しながら相手と和していくこと」こそが人間社会に適応していく課題であり、最大の試練だと思うが、夫婦関係で例えれば、押すだけの「亭主関白」や、引くだけの「恐妻家」ではなく、押したり引いたりしながらうまくやっていく、という感じだろうか。

あらゆる人間関係において重要なこのスキルを、「家庭で練習しなくてどこで練習するの！」というのが、今回私が最も伝えたいことである。とはいえ、国を治めようという野心家でさえ、夫人となるとまた別のようだし、熟練した精神科医であるはずの私でさえ、夫ひとりに手こずるのが現実である。さて、あなたはいかが？

今の時代を夫婦で豊かに

先日、久しぶりに金沢を訪れた。この街は私が18歳からの30年を過ごした第二の故郷。ここで喜びも悲しみも辛いことも、普通の人が人生で出合うほとんどのことを経験した。いい思い出も山のようにあった金沢を自らの意思で離れて20年。新幹線「かがやき」が到着した時には思わず胸がいっぱいになり、涙がこぼれそうになった。

金沢には今も子どもたちや友人たちが住んでいる。それなのに、もうずいぶん足が遠のいていた。私は地縁へのこだわりがあまりない。広い世界を見たい、いろんな経験をしたいという気持ちが強く、引っ越しの回数はハンパじゃない。

金沢では開業していた。子どもたちもみな独立し私は1人で暮らしていた。仕事にも友人にも恵まれ、それなりに幸せな日々だったと思う。ところがある日、ふと息子たちが家に寄りつかなくなっていることに気づいた。尋ねてみると「彼女の家におよばれすることが多くて」と言う。「お母さんのメシうまい！」と言ってた子どものころ。いつからこうなったのか。どうして平等にわが家にも来ないのか。衝撃だった。

しかし冷静に嫁としての自分を振り返れば、やはり姑より実母を頼っているし、夫が母親の下へ足しげく通うのもヘンだ。ところがわが息子だけは例外だと信じていたのだから、ほんまにうかつやった（滋賀の生まれ。たまには関西弁で）。

最近、私の周りには「息子がお嫁さんにとられて寂しい」と嘆く方が多い。でも私の場合はその時に発想を180度転換したと思う。そうだ。親を卒業したんだ。お子さんのいない友人夫婦が「40代も半ばを過ぎ、50歳にもなると、子どもがいる方たちも夫婦2人になるのね。結局、人生の後半は子どもがいるかどうかなんて関係ないのね」と言っていたことを思い出した。なるほど。「子どもがいることを前提とした生き方」ってどうなの、と思えた。

男の子3人を持つ私としては、潔く息子たちをお嫁さんに渡し、新天地でゼロから出発するのも悪くない。私の「引っ越し癖」がむずむずと動きだした。そうだ、もともと住みたかった都会に行こう。そしてもう一度、結婚したい。子どもを頼るよりやっぱり良き伴侶を得よう。そう決心した私はクリニックを友人に譲り、何の未練もなく大阪に出たのである。

それからはや20年。息子や娘と会うのは多くて年に1回。でも今はインターネットを通じていつでも十分に全員とつながっている。狭い地縁や血縁にこだわって子どもを縛ることなく、「広い世界を見ておいで！」と晴れやかに子どもたちを送りだそう。人生１００年の時代を自らの手で豊かに築きながら生き抜く時にきていると思う。

いよいよ自立を迎えて

中学生の頃から通院している男の子が、親元を遠く離れ専門学校に進学することになった。これまでいろんなことがあった。不登校のまま中学を卒業したが、高校に行ける状態ではなかった。しかし親は「せめて高校だけは」と説得した。脱線するが、私は「せめて」と「どうせ」が嫌いである。世間を甘く見ているし、その先への展望も感じられない。

さて彼はどうにか高校に進んだが、「せめて」行った高校は、ほどなく「辞めたい」と言い出した。すると親は「何か好きなことがあるなら、辞めてもいい」と言う。ここで私は反論した。「ではお母さんは、好きなことを仕事にしていますか」と聞いてみた。生活のために一生懸命働いているお母さんだ。

好きだの嫌いだのと言っておれないのは、ほとんどの人が同じだろう。でも多くの親が、子どもが挫折すると「せめて○○だけは」とか「好きなことを見つけたのなら」などと言う。子どもの将来を案じてとはいえ、自分だって好きなことを見つけられていないのに。

自分ができていれば、子どもができるのは当然と思い、自分ができていなければ、せめて子どもには、と思うらしい。いずれにしても期待が大きい。何がなくても生きてきた自分の人生に誇りを持っていれば出てくる言葉ではないはず。

結局、彼は通信制に変わって気持ちも落ち着き、年数は少しかかったが卒業までこぎつけた。このまま親元に置くか思いきって手放すか、親もずいぶん迷った。私は「18歳、19歳は一つの大きな節目ですよ」とアドバイスした。不安定な思春期を過ぎて落ち着いてくる時期である。一方まだまだ世の中を知らず、素直な頭脳を持っている。これが20歳を越えるに従い事態が変わる。「親元にいたほうが、どうも楽に生きていけるようだ」という損得勘定をするようになるのである。

ただしこの年頃は、まだ何事にも不安でいっぱ

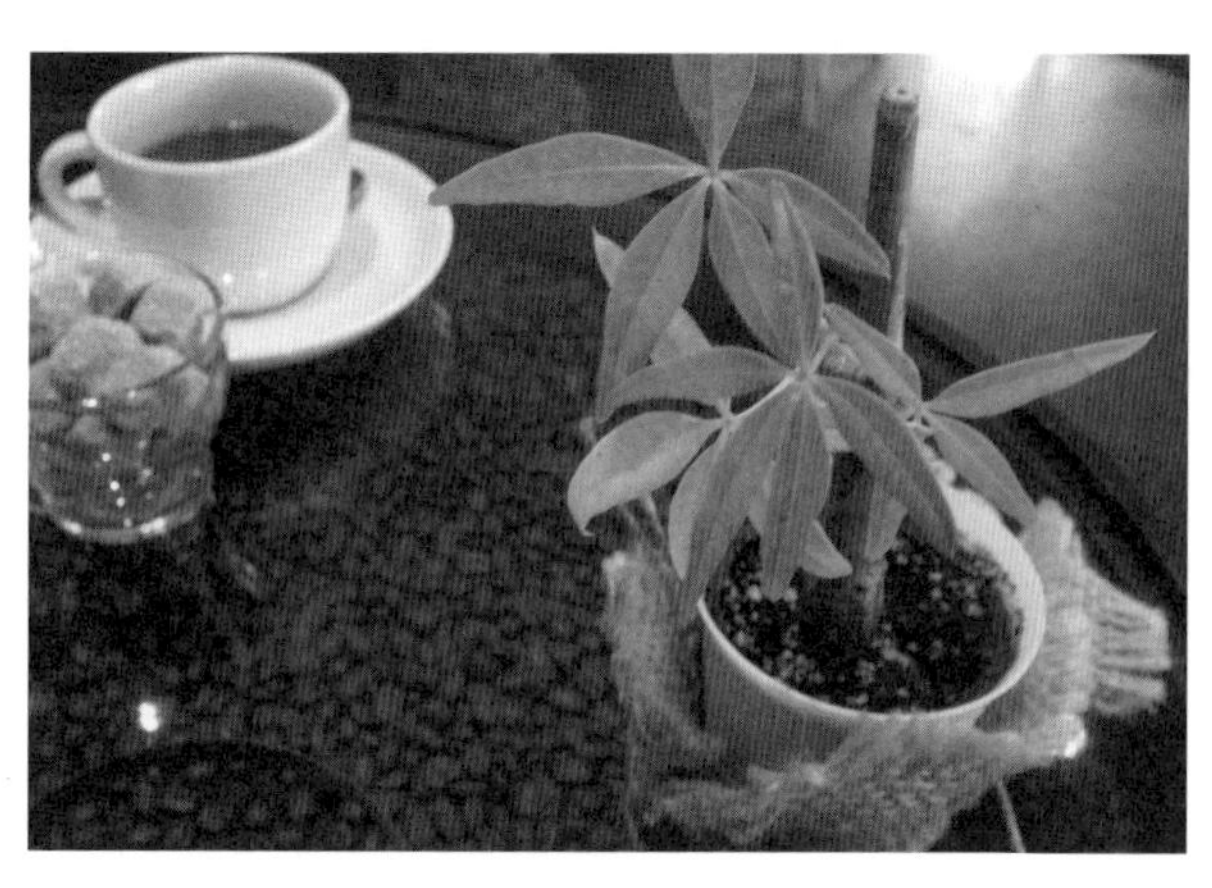

い。あまり突き放すと、挫折した時の反動が大きい。20歳前は、一つの大きな「手放し時」ではあるが、まだまだ手も心も金も添えてあげることが必要だ。手放した上で、手と心をかけてあげながら一人立ちの手助けをしていくことで、すんなり次のステージに進めることが多い。

突き放し過ぎて失敗したり、手元に置き過ぎて成長の機会を失ったりするケースが多いので、くれぐれもこの時期の対応を慎重に。親や先生など年配者の支えやアドバイスも心強いものだ。辛い時こそ、相談してほしい。そんな時、一緒に乗り越えてあげられる親であり、大人であるために、私たちもまた年を重ねるほどに学びや気づき、自分磨きに今日もまた忙しい。

うつ病とブレーキの関係

うつ病とは、エネルギーが枯渇すると起きる疾患である。車に例えればガソリンが空になった状態だ。車なら、ガソリンを補給すればまた走れるようになる。「うつ病」で言えば、仕事を休んだりして「休息」や「睡眠」を十分にとり、エネルギーを補給すればいい。

とは言え、「うつ病」は診断の難しい疾患の一つだ。また、「うつ病」と診断されて治療を受けている患者さんの中で、適切な治療を受けている方は、3割程度だとさえ言われている。つまり世間で思われている以上に診断や治療や対応が難しい病気なのである。当然、長引いたり、再発を繰り返したりしやすい。何年も通院しているのに、先が見通せないこともある。

そこで、教科書とは別の視点から、私なりの気づきを書いてみたい。私が今回伝えたいこと、それは、エネルギー不足の観点ではなく、車で言えば、ブレーキの存在である。

なかなか治らない方の中に、「ガソリンはある程度たまったものの、ブレーキがかかっているために」車が動かない方もいるのではないか、と思うようになった。そこに気づかないまま、いくら休養をとっても、いくら抗うつ剤を飲み続けていても状況は進展しない。それはまるで左足でブレーキを踏みながら、右足でアクセルを踏んでいるようなものである。会社には行けないが休日なら遊べるという、いわゆる「新型うつ病」も嫌なことにはブレーキがかかる可能性がある。そのような場合には、ブレーキの解明が必要なのではないかと思う。

本来、生命体そのものは元気になりたいと思っている。私たちの身体の細胞一つ一つは本能的に健康な状態を目指している。自己治癒力と言われるものだ。それがうまく働かないのは、それを阻害するものがあるのではないかと仮定してみよう。

その一つが「ブレーキ説」である。ブレーキはどんなときにかかるだろうか。例えば、大きな不安があるとき。何らかの葛藤が解決されていないとき。あれやこれやと迷いがあるときなどに、人はいずれも動けなくなる。また、「自分にできるはずがない」「どうせうまくいくわけがない」などといったさまざまな「思い込み」がブレーキになっている場合もあるだろう。

こうしてみると、うつ病に限らず、誰もが多かれ少なかれブレーキを持っている。意識していないにかかわらず、そうやって自分で自分を止めているのだと言える。つまり、ブレーキとは、案外、自分の中にあるものなのかもしれない。

では、このブレーキはどうやったら外せるのか。人生を快適に安全に運転するために欠かせない「ブレーキの上手な使い方や外し方」については、次回も続けて考えてみたい。

心のブレーキの外し方

前回、うつ病がなかなか治らないケースでは、心にエネルギーが補給されても、一方で「不安や思い込みなどのブレーキがかかっている」場合もあると書いた。今回はこの「心のブレーキ」について考えてみよう。

うつ病を発症し、休職した中年の男性がいた。症状が改善して復職したが、間もなく再発して入院した。しかし入院生活を見ていると割合おしゃべりで行動力もそれなりにある。エネルギーの枯渇というより、むしろブレーキがかかっていると判断した。

彼のキーワードは「焦り」であった。6人家族の大黒柱であるというプレッシャーが大きくのしかかっていた彼は、身体が休んでいても心が休んでいないのだ。せっかく貯まったエネルギーを「焦りという気持ち」に使ってしまうため、力を貯め込むまでに至らない。さらに彼の場合、「自分はうつ病だから何をやってもダメだ」という思い込みがいっそうブレーキをかけていた。

「思い込み」がエネルギーの流れを止めている。それらブレーキの仕業でエネルギーが効率良く使えていない。心の病気が長引いている患者さんによく見られることだ。実は患者さんに限らず、心のブレーキは多かれ少なかれ誰にでもかかっている。「できないという思い込み」や「焦り」「こだわり」などだ。

問題は、誰もがそのことに気づきにくいこと。毎日、知らず知らずのうちに自分で自分にかけている「魔法の言葉」。そして、そもそも自分では気づかないものを、自分で外すことは困難だ。

ではどうするか。人間には「自分が見たことのない景色は見えない」という特徴がある。私自身を例に挙げれば、院長になる前には「院長なんか無理！」と信じていた。連載をやる前は「連載なんて絶対できない！」と言い張った。でもうまくやれているかどうかは別として、やったらやったで、少なくともやる前とは別の景色を見ている。

そう。人間は体験することで、立場が変わることで別の景色を見、別の思いを経験し、その結果、今までできないと「呪文」をかけていたことがやれていたりする。私だけ特別だろうか。いや、そんなことはない。実は誰にでも平等に変化の機会は訪れている。「機会」だと気づいていないだけだ。

そんな時、後ずさりしないで一歩前に進んでみよう。自分では気づけないからこそ、素直に人の忠告を受け入れながら、または訪れた機会を逃さず、人は変化することで違う景色を見ることができる。人の忠告を受け入れること、機会を生かし一歩踏み出してみること。それが心のブレーキが外れるきっかけとなり、成長へと自分を運んでくれる気がする。

心と体はつながっている

モノが食べられないという訴えで働き盛りの男性が来院された。これまであちこちの病院を回り、どこも悪くないと言われた。しかし食べられないという状態は改善しない。内科では胃薬を、精神科では安定剤を処方されたが一向に良くならず、不満になっては医者を変える。

私のところはもう5カ所目で、さすがに疲労困憊されていた。胃や腸はストレスを受けやすい臓器だ。おそらく長年のサービス業で気を使い続けた結果かもしれないと推測した。サービス業はその方の最も苦手とする分野だったが、転職する勇気もなかったようだ。

最初は重湯から飲んでもらった。さすがに重湯と言われて驚かれたようだが「とにかく喉を通ればなんでもいい。食べられなければ白湯でもいい」と話した。元通りに食べようとしたり、他の人と比べたりするから良くない。食べたいもの、喉を通るものを見極め、そこから始めることだ。

仕事はとりあえず脇に置いた。妻と話し合い、妻が腹をくくって当面は一家の稼ぎ頭になることとなった。それが安堵となり、お粥やバナナが食べられるようになった。それでいいと励まし続けてだんだん良くなり、5年を経た今では元気に主夫として家事全般をこなしている。仕事には就いていないが、それがこの方にとってベストではないが、ベターなのだし、いろんな家庭の在り方があっていい。

心と体はつながっていると言われる。しかし心が疲れていても心は見えない。本人も家族も気づかないまま長年経過することが多い。結局体に症状が出て来院し、それを説明してもまだ半信半疑である。

実は先日、私自身も精神的ストレスが体に直結する体験をした。たまたまある人から私の弱点を厳しく指摘されることがあり、精神的にまいってしまったのだ。人は、自分でも気にしていることを注意されるとこたえるものらしい。

そしてその夜、大変なことが起きた。帰宅して食事をすませ風呂に入ったのだが、湯船につかった瞬間、ひどい不整脈性の頻脈発作に見舞われた。不整脈発作は私の持病で過労や精神的ストレスで出てくる。「疲れたな」とは思ったが、精神的ダメージに加え、温冷などの物理的刺激は人が考える以上に体が反応するものだ。しかしたったあれだけのこと、ここまで体にくるとは意外だった。

心の状態は、正直に体に現れる。心と体がここまでつながっていることを改めて思い知らされた出来事だった。それにしても、たとえ精神科医であっても自分の心はなかなか読めないものである。このごろ自分の心と体が怖い（笑）。荒く扱ったために突然、牙を剥き出さないかと思って。

夢を実現する消去法

ピラティスの先生と話をしていた時「どうしてこの仕事を選んだんですか」と尋ねてみた。彼女が元々栄養士だったと聞いたからだ。短大を卒業して、最初は何を思ったかジムのインストラクターになったそうだ。しかし「この雰囲気は合わない」と感じて、栄養士として病院に勤めた。ところが今度は「病院という保守的な組織になじまない自分」を感じて早々に辞めてしまった。そしてかねてから関心のあった整体を学び、師匠について仕事をしていたが、上下関係の厳しさに疑問を感じて独立の道を選んだ。その後もいろいろと手を出したが自分に合わないものを、熟慮の末、消去していくうちに今があるという。

実は私も職業選択の折に消去法で決めた。医学部を卒業したものの、臨床医は苦手だと感じ、中学生の頃キュリー夫人に憧れていたことを思い出して研究者の道を選んだ。しかし教授を頂点とした閉鎖的な環境が「進取の気性のある自分には合わない」と感じて1年で辞めた。

さりとて臨床医になる自信はなく、いろいろと考えを巡らせたが、どれもピンとくるものがなく臨床医になるしか道はなかった。しかし大変不器用とき ている。医療機器を扱う自信がこれまたなかった。まったく使わなくてすむのは精神科しかなかったという消極的選択だった。

自分に合わないものを消去していくうちに、精神科医にたどり着いたわけである。今でこそ「天職ですね、精神に関心があったのですね」などと言われるがトンデモナイ。合わないものを消去した結果、私に残されていた道が精神科医であり、もうこの道でやっていくしかないと覚悟した結果である。

精神科医の吉田脩二先生が、「不登校の子どもには〝不適応能力〟があると考えたほうがよい」と提案している。その考えに通じるものがあるかもしれない。不登校といえば「学校に適応できないのは問

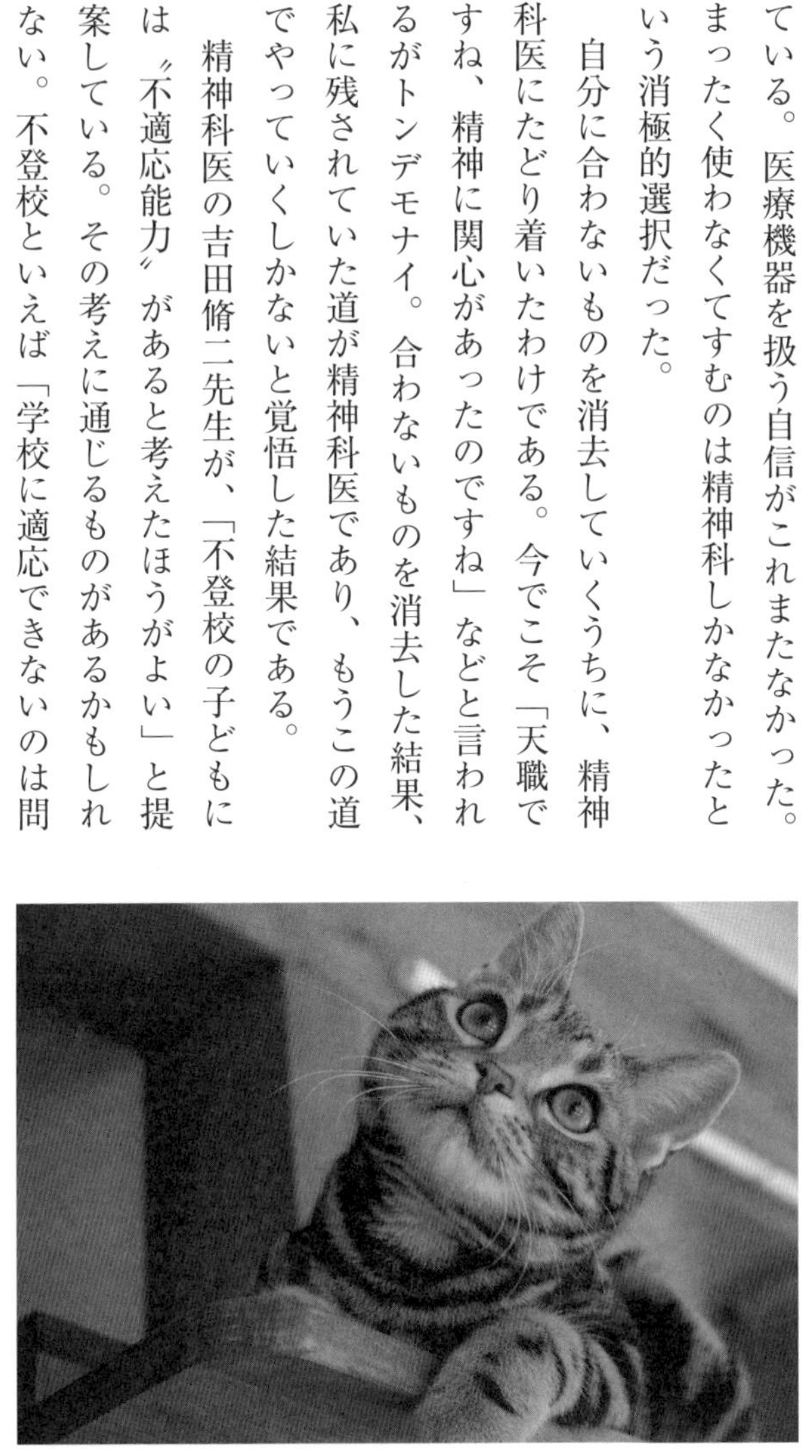

題で、適応できるように改善すべき」と考えられがちだが、本人が「この学校は自分には合わない、適応できない」と気づく力こそが大切なのだと言う。確かに、とにかく我慢だ辛抱だ、とムリヤリ適応していては、自分らしさも自分の能力も何がなんだか分からなくなってしまう。

「消去法」というとネガティブな感じがするが、実は失敗から学び、合わないものが分かるって素晴らしい能力だ。そういう意味で、「消去力」は必要な場所にたどり着くために欠かせない力になる。自分に合うか合わないかの視点で歩む道を見つめ、合わないものにしがみつくことなくさらりと消去して、軽やかに転身していければ、人は年齢に関係なくいつか夢にたどり着く。

誰もが持つ人生の課題

私のフォトエッセー集に「どんな人も、人生の課題をひとつ与えられて生まれてくる。こんな優しい花でさえ」という一節がある。息子のことで相談したいと、思いつめた表情でお母さんが訪ねて来られた。成人した子が社会に出て会社に勤めたのだけれど、どこも長続きしない。母親としてはなんとかしてやりたいと思う。息子の性格をわかっている知人に雇ってもらおうと思うがそれでいいだろうか、という内容だった。若い頃の私は、その悩み事につきあい、相談に乗り、解決の糸口を見つけることに必死だった。

しかし、やがてある疑問につきあたった。精神科医としての私の役割って一体何だろうと。そして気づいたことがある。診察や相談に来る方の悩みの多くが、家族の悩みと自分の悩みがごっちゃになり未整理になっていることだ。そしてたどり着いた答えが、人はみなそれぞれに人生に何らかの課題を持って生まれてくる。私の仕事は、それを代わりに解決することではなく、それに気づかせてあげることではないかと。たとえば2歳の子どもはヤンチャ盛りだ。この時期は怖さを知らずにヤンチャをすることが〝仕事〟である。その子が水たまりで転んだとしよう。親が先回りして「水たまりがあるよ」と注意するのも、転んだわが子の手を引っ張り上げるのもよくある光景だ。しかし2歳の子どもにとっての課題は「転ぶこと」であり、「自分で起き上がること」である。それをいつも親が避けたり、すぐさま助け起こしたりしていたら、子どもはその年代特有の課題を解かないまま大きくなってしまう。次にさらに大きな水たまりに出合った時、もっとひどい転び方をした時、その子はどうやってそこから起き上がれるだろう。自分が過去に助け起こしたことなどすっかり忘れ「どうしてこの子は、こんな水たまりから起き上がれないのだろう」と嘆いていないか。

ここで一番言いたいこと。それは「愛する子どもであれ、夫婦であれ、人の課題を取りあげてはいけない」ということだ。そして逆説的だが、人は自分が最も避けたい事柄こそがつきまとい、それに向き合って解決しなければ前に進めない課題として横たわってしまうことである。たとえば「同じ過ちを繰り返す」などは、実はその中にこそ、ヒントが隠されていると思っていい。それぞれの課題に気づくこと。相手からその課題を取りあげず、本人に返してあげること。私の仕事は、それぞれが自分の課題に気づくお手つだい、そして勇気をもってそれに立ち向かっていけるように背中を押してあげることである。

家に社会の風を入れる

最近、親族内での殺人事件が目につく。それが夫婦や親子の場合、テレビなどで近所の方が「仲の良いご家族でしたよ」とコメントしていることが多い。誰にも相談できずに胸に秘めていたり、あるいは仲の良い家族を演じていたのではないかと胸が痛む。

私自身は、夫婦や親子で悩んだ時できるだけ隠さず、ふさわしい人を見つけて話を聞いてもらう。家の恥かな、と思えるようなこともその相手には隠さない。夫はそれを「わが家の恥をさらす」と嫌うのだが、自分としては、家庭というものを閉ざされた場所にしたくない気持ちがある。そして何より話すことで客観的になれたり、心が穏やかになり、先に進めることが多い。

そもそも親子や夫婦は、もっとも心を許せる相手であると同時に、ドロドロした関係でもある。その両面を持っているのが肉親というものの宿命だ。だとすれば、いいことばかりではない。悪いことは何ひとつないと断言できるなら、それはよほど表面的でさみしい関係かもしれない。

診察室で「家族を殺そうかと思いました」などと患者さんが打ちあけても、私は驚きもお説教もしない。つまり、そういう気持ちを誰かにぶつけた時点で、そのドロドロ感はひとまず冷静になったと思うからだ。

「家の恥をさらすな」という気持ちもわかる。が、家族を殺したくなるくらいの家族関係を隠し通した結果の殺人事件は、心を開けるちいさな機会を逃し続けた結果である。ふだんから夫婦間の葛藤や子どもの心配事などを言葉に出し、助けを求めていたなら、と思わずにはいられない。

「娘の結婚が遅くて気がかりで」と口に出したところ、いい相手を紹介されて結婚した人がいる。「わが子のダダがひど過ぎて、私、母親失格だわ」と思いきって打ちあけたことで子育てが改善し、母親が子育てアドバイザーにまでなった人がいる。「うちの子、ひきこもりがちなの」と相談したのがきっかけで、私の診察に通うようになり、いまでは立派な社会人になったケースもある。

家族内にうずまく悩みは誰にでもあるもので、決して恥ずかしいことではない。自分の弱さや家族の弱点をさらけ出すのは勇気がいる。しかし勇気と引き換えに、度胸が据わる、客観的になれる。そして何より家の中に新しい風が吹き始めるのがいいのだ。

最近、医療者も病院だけにこもらず、訪問などで積極的に外に出るようになった。家の中に社会の風が入っていくことで防げた少年事件や殺人事件は多いと思う。家という密室をいい形で社会につなげていこう。

まずは聴いてあげよう

私の診察につく看護師さんから「先生は甘過ぎる」と言われることがある。患者さんの愚痴やわがままな訴えを延々と聞いている様子を見ると、「甘やかし過ぎ」に見えるらしい。しかし、それが「甘やかすこと」にはならないと知ったのは、わが子の子育てを通じてだった。

子育てに悪戦苦闘していたある日、見知らぬおじさんが突然わが家を訪ねてきた。各家を回って子育ての啓蒙をしているという。いただいた手刷りのパンフレットを何げなく読んでいた私は、ある1点で目が止まった。

お菓子を欲しがる子どもとお母さんのやりとりだった。駄々をこねる子に、お母さんは「さっき食べたばかりでしょ」とはねつける。子どもはますます駄々をこねる。では、どうすればいいのか？ パンフレットは提案する。お母さんは、お菓子を欲しい、その気持ちをわかってあげた上で、今は自分が洗い物をしていて、終わったらあげるから、それまで外で遊んでおいでと言う。そうすれば子どもは元気に外に飛び出し、「そのうちお菓子のことなど忘れているかも」というのだ。

それを読んだ時、わが子はもとより、患者さんの無理難題の数々を思い出した。当時の入院患者さんの多くは長期の入院で「退院したい」が口癖だった。私は日々それができない理由を伝え、なんとか納得させようと疲れていた。そうか、まずわかってあげればいいんだ。退院する、しないの話はそれからだ。医師になって3年はたっていたと思う。その日のことは今も忘れない。

先日、新聞の投稿欄に似たような話が載っていた。「入院している部屋に認知症のお年寄りがいる。夜になると『家に帰りたい』と興奮し大騒ぎになる。そこへ若い看護師さんがやってきた。看護師さんは優しく話を聞き、『そうね。じゃあ、帰りましょう』と靴をはかせ、車いすに乗せて部屋から出ていった。そして30分もした頃、ふたりは帰ってきた。患者さんは満足してベッドに入り、まもなく寝息を立てて眠ったようだった」。私たちは子どももお年寄りも、そして働きざかりの人だって、みな「わかってほしい」と思っている。それは誰もが持っているあたり前の気持ちで、決して甘えでもわがままでもない。

子育てや治療にかぎらず、受け入れがたい相手の言い分に悩まされることは多いだろう。しかし考えが違っても自分の考えは脇に置き、まずは相手の話を聴き、その思いを受け止めてみよう。こちらの気持ちや言い分は、その後で相手の目をしっかりと見ながら伝えよう。「思いをわかってもらうこと」は、人間にとってそれだけ大切な生きる根幹をなすものだから。

それぞれの旅に出よう

この夏、ある患者さんが旅に出た。その女性は育児に困難を抱えて子どもたちを施設に預けていたため、喪失感と自責感で落ち込んでいた。ご主人との関係まで悪くなっていたが、彼が旅好きだったこともあり、また自分にも変化の必要性を感じて、2人で東北へ旅したらしい。

どうだった?と聞くと「2人の関係性を確認することがいくつかあった」と言う。「何年ぶりかで手をつないで歩いた」「手の温かみを感じた」「お互いに相手が必要な人だと思えた」と話してくれた。思いきって旅に出て良かったね、と私もうれしかった。

別の患者さんは、突然「東京の病院に変わるので紹介状を書いてほしい」と言われた。1年ほどしてまた戻ってこられた時には別人のようにさわやかな表情だった。「あの時は家庭のことでにっちもさっちもいかなかったんです。東京の友人が手配してくれて、月に1回、信州から上京して東京の空気を吸って、診療を受けて帰ってきた。その日だけ別人になれたんです。それを続けているうちにふっきれました」と話してくれた。

患者さんたち皆、やってくれるなぁと思う。真剣に悩み、今までと違った行動に出ることで、違った視点が生まれるらしい。

私もこの夏、夫婦で北海道を旅した。2人旅はここ数年の恒例だが、私にもきっかけがあった。7年前のこと。夫の海友達がフィリピンの海辺に移住を決めて、わが家にあいさつに来ていた。彼が落ち着いたら夫も遊びに行くことになっていたが、私は仕事があって休めない。猫もいる。第一、海に潜ったり泳いだりに関心がない。

男同士の会話を人ごとのように聞きながら洗い物をしていたその時、彼が「奥さんも来れば?」と唐突に言った。私はキョトンとし、行けない言い訳をいっぱいしたのだった。しかしかたくなに言い訳をしてみると、不思議と「私も行ってみようかな」と思う気持ちが出てきた。仕事のことも他のことも本気になればなんとかなる。なんとかしようと思ってできないことは少ないと思えた。

とはいえ毎回、2人で旅に出るとハプニングの連続だ。まず私が大事なチケットをなくす。道順がわからなくなって迷う。お互いの体質の違いや、行きたい所ややりたいことでもめる……。昨日までのパターン化された日常とはすべてが違うのだ。役割も関係性も見直さざるを得ない。夫婦にとってこれ以上の脳活性法はないのではないか。

それ以来、年に1回の旅が自分たちの関係活性化と老化防止のために必要になった。思いきって旅に出よう。環境を変えよう。どんなちいさな旅でもいい。いろんな旅があっていい、それぞれの旅に。

気分が落ち込んだ時に

健康な人でも、時には落ち込む。重苦しい気分になったり、憂うつになったりすることは誰にでも起きる。そんな時に役立つ話をしてみたい。大事なことは「その気分には必ず原因がある」ということだ。

その中で多いのが人間関係である。自分以外の他者ほど自分を脅かす存在はないように思う。なかでも最強の相手は家族だろうか。その誰かとうまくいかず、心配事が絶えないなら落ち込むのも当然だろう。

そんな時、あまり責任を感じ過ぎず、少しその家族から距離を置くことも必要だ。逆に失って初めて、ということのないように、その家族がいかに自分にとって大切な存在であるかを知るきっかけにすると良い。

次いで多いのが、家族以外の人間関係である。誰しも「苦手な相手」や「苦手な状況」というのはあるものだが気がついていないことも多い。

A子さんは長く通院している私の患者さん。落ち込みやすい彼女と、原因を一緒に考えてみた。彼女はパソコンやスマホが大好きだ。リアルな人間関係より、インターネットの中の人間関係の方が煩わしくなくていいと言う。家にいることが好きで人見知りな性格の彼女にとって、インターネットの世界はのびのびと自分を解放できる場所らしい。

しかしそこに落とし穴があることに案外気づいていなかった。友達とラインでやり取りをしていると相手の反応が気がかりになる。返事が滞りがちになると、何か悪いことを言っただろうか。何か気を悪くさせただろうか。考えれば考えるほど気持ちが重くなり、落ち込むのだと言う。関係を悪くしたくない。大切な人だと言う。

私は「じゃあ、こんな仮定はどう？　その人を失ったらどれくらい困る？」と聞く。彼女は考える。

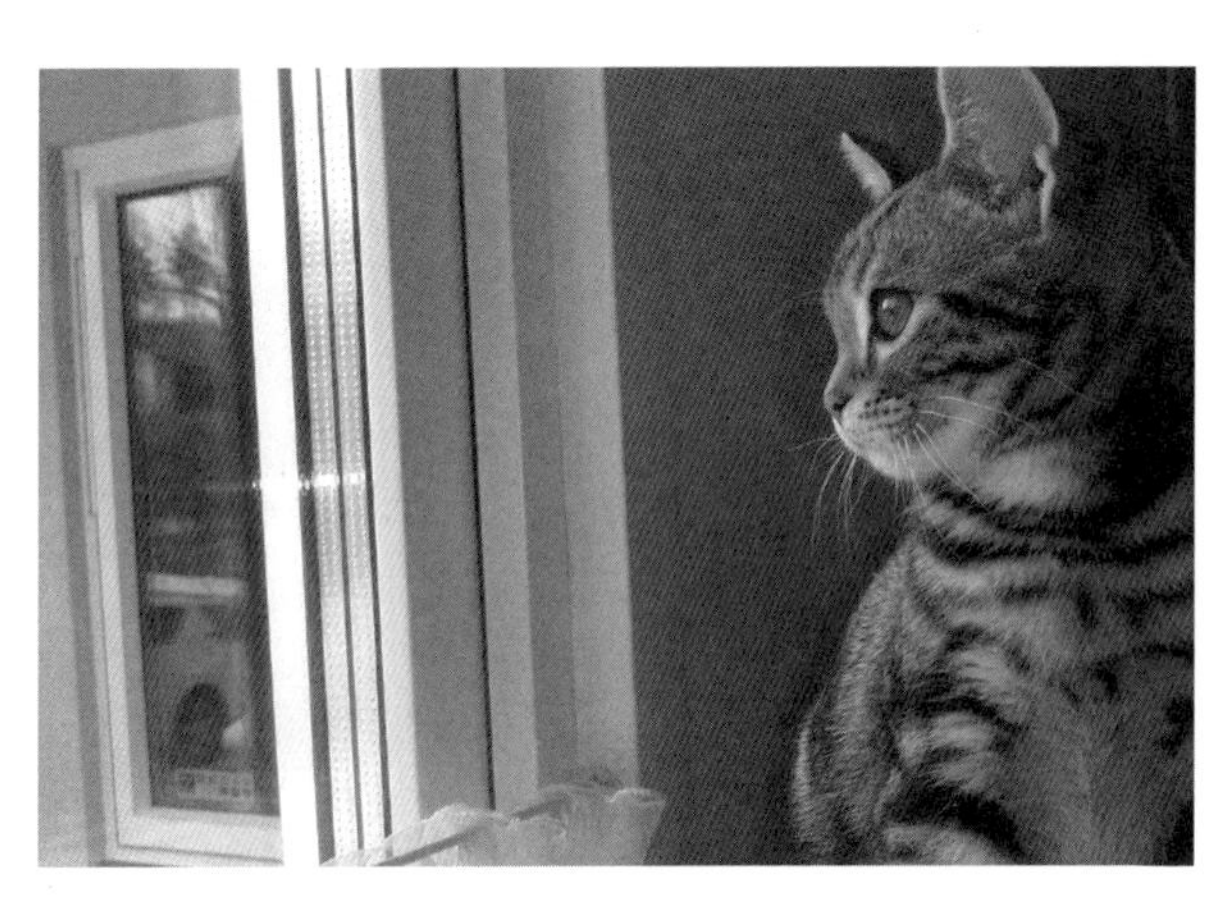

「悲しいけど私の人生が変わるほどじゃない」。「じゃあ、しばらく切ってみる？」と提案した。距離を置いたり、関係をいったん切ったりしてみて困る相手など、そうそういないものだ。彼女はパソコンやスマホをいったん手放すことに決めた。その世界にのめりこんでおり自分の気持ちがふりまわされていると気づいたのだ。

落ち込みには必ず原因がある。決してあなたが悪いわけじゃない。落ち込んで初めて、自分の弱み、自分の苦手な状況に気づいたりする。逆に裏に隠されていた自分の願望に気づいた方もいる。そんなことに気づくいい機会である。

時には距離を置き、必要のないものを手放していこう。そうやって自分を幸せな気分にしてくれるものや関係だけが残っていくといいね。私自身も落ち込みの原因を探ることを積み重ねる中で、自分が自然な形で幸せなものに囲まれていく気がしている。

心の生活習慣病とは

このごろ、人生の荒波をたくましく乗り越えてきたはずの70歳前後の方の受診が増えている。その年齢ともなれば認知症では?と思われるかもしれないが、必ずしもそうではない。でも何かしらの精神的変調に陥っているのだ。私はこういう方たちを「心の生活習慣病」とひそかに名づけている。長い間の心の癖が根底にあり、それに老化や病気や喪失体験などが加わると、精神的にもまいってしまうのだ。

先日も75歳の男性が、めまいとふらつきを主訴に来院された。いろいろ受診したが悪いところはないと言われ、最後に当院を紹介された。めまいとふらつきは安定剤で軽くなったものの、根本的には良くならず、だんだんイライラ感や暴言が増えていった。妻も同居する息子夫婦もどう対応したらいいかわからず困り果てていた。長い年月に家族関係も固定化しているのだろうと思えた。

家族に昔からのエピソードなどを聞いてみた。「そういえば65歳の頃、高額な農機具を勝手に買ったことがありました。言い出したら聞かないんです」と言う。55歳ごろのご主人は?と聞いてみた。「会社員をしていましたが合わないと言って辞め、農業を専業にしました」。40歳は?30歳は?とさかのぼっても「とても神経質で、身体の不調を気にするあまり救急車を呼ぶこともありました」「頑固で妻の私の言うことなど聞きません」と続く。

やはり若い頃から心の癖はあったようだ。めまいやふらつきなどの体調不良が引き金となり、さらに老化で頭が固くなって融通が利かなくなっている。気持ちを切り替えるにも無理があるのだろう。

「なくて七癖」ということわざがあるが、欠点のない人などいない。だから長寿社会を迎えた現代では、心の生活習慣病はほとんどすべての人に多かれ少なかれ起きうる。

ではどう考えたらいいか。今現在の食べ物や運動不足で将来、生活習慣病が起きるように、現在の生き方、対人関係や考え方の癖、環境の変化に対する適応力などから、10年後20年後の脳や精神の状態はある程度予測できる。今若い人も若いからといって決して安心はできない。

私の身にもいろいろなことが起きる。原稿を書いて送ろうとしたらパソコンが壊れた。夫婦げんかもあった。勘弁してほしいと思い「ああ、もうパソコンを使う生活から離れたい」とこぼした。夫いわく「それくらいの苦労はあったほうがあなたのためだよ」。「パソコンに手こずり、夫が自分の思うように動いてくれないといって手こずり。思うようにならないことがあるからこそ頭も気も使い工夫するのでしょう。何もなかったら頭が固くなる」と言われてしまった。

たしかに！　私もいまだに自分と戦っているのである。

心を鍛えて癖を直そう

前回、「心の癖」について書いたところ、読者の方から「その見つけ方を教えてほしい」というお声をいただいた。そこでそれを書いてみたいと思ったが、これがなかなか難しい。自分でわかるものではない。また、周りの人には見えるとか、精神科医だったらわかるとか、そんなものでもない。

そこでちょっと遠回りになるかもしれないが、人間の性格を長所と短所と心の癖、という三つの観点から考えてみたい。まず長所から。意外かもしれないが、人は自分の長所には気づきにくい。なぜなら「何の苦もなく当たり前にできること」が、その人にとっての長所となるので、当たり前過ぎて気づきにくく、人にほめられたりして自覚することが多い。

一方、自分の「できないこと」や「不得意なこと」は苦痛を伴い、自分でも強く意識するので、自分の欠点はよく見えるのだ。人間が「自信」より「自信喪失」の方をより感じやすいのは、そういうこととも関連する。

では、心の癖はどうか。その答えは、先日の山梨日日新聞の「体幹鍛えて良い姿勢」という記事が、ヒントになった。「姿勢を良くしようと意識しても姿勢は良くならない。若い頃から、そして普段から姿勢を維持する筋肉を鍛え続けて初めて姿勢が良くなる」というものだった。

目からウロコとはこのことだ。心の癖も同じ。わかったところで、直そうと思ったところで直るものではない。筋肉を鍛えるように、心を鍛え続ける。普段から心を柔軟にする訓練を行うことこそ大事なのだ。

どうやって鍛えるかというと、人の中で困難に出合ってもまれることである。それも「離れたくても簡単には離れられない人間関係の中で」とつけ加えよう。夫婦であるとか親子。あるいは上司と部下といった一緒に働く同僚たち。そういう離れられない関係の中で、人はゲームのように同じようなけんかや嫌な思いをしがちだ。

お金がいっぱいあるから働かなくていいよ、気ままで自由なひとり暮らしをしていいよ、と言われてみたい気はする。しかしそれでは心が成長できない。人は離れられない人間関係、例えば結婚、例えば子育て、例えばきょうだい、例えば会社などでもまれ、心を鍛え続けていかないと成長できないのだ。

それはまた家庭を持ったり、働いたりする意味でもある。苦労はあるが「そうか。こうやってお給料までいただいて、鍛えていただいて。二重にお得」と気をとりなおす日もあっていい。というわけで、今回は、年とってから心に悪い癖がつかないように、若い頃から人間関係の中でもまれることをいとわずにやりましょう、というお話でした。もちろん、お年寄りになってももまれていた方がいいですよ。

家族は「別人」の集まり

先日、思春期まっただ中の男子高校生から、悩みを打ち明けられた。最近、親とけんかばかりだという。けんかのきっかけはたわいのないことだが、いつも親は「家族なんだから」と意見を押しつけてくるという。

そこで彼は考えた。確かに家族は大切だ。親には世話になっているし、祖母や姉も何かと優しい。「やっぱり僕はもっと家族に感謝しなくては」と言う。「えっ？　そんな結論なの？」私はすっかり拍子抜けして、思わず「そんないい子をしなくてもいいよ」と言ってしまった。

逆の場合もある。子どもが反抗すると「思春期だから仕方ない。そういう年頃なのよ」と泰然として取り合わない親がいる。「えっ？　泰然としてる時？　自分は親とは違うって一生懸命主張してるんだよ。違いを確かめてすり合わせる絶好のチャンスじゃない」と言いたくなる。

「家族だから」「家族は大切」というのは聞こえがいい言葉だけれど、その前に「家族は別人の集まりで成り立っている」と言いたくなる。家族は「他人」ではないが、「別人」である。

さらに人間には、生まれた瞬間からすでに「個体差」がある。体も、見た目も、感じ方も、みんなひとりひとり違うから、きょうだいでもみな違うから「子どもは同じように育ててはいけない」というのが子どもを育てる観点での私の持論だ。

そして小さい頃は親と一体化していた子どもたちも、やがて「自分は自分！」と主張し始め、親から離れて自立していく。親子はいずれ独立するからいいが、夫婦は長い。

先日105歳で亡くなった医師の日野原重明氏が、「私たち夫婦の朝食、昼食は違うものを食べている。夫婦でも身体に合う食事は違う」と書いていてその発想に驚いた。同じ病気でも相手によって治療法の異なる世界で長年仕事した医師という宿命が「個体差」という考えを生んだと思った。

しかしこのように、夫婦が互いの個体差を理解し、その日の気分や体調に合わせて、それぞれが好きなものを食べる権利を保障している夫婦がどれだけいるだろう。残したり、手をつけないと言って嫌な思いをしたり、させたりしていないだろうか。個人としては当然の権利であり要求なのに。

ひとつ屋根に暮らす「別人」の集まりを、「家族だから」の一言で安易にひとくくりにしてはいけない。家族は仲良しでなくてもいい。家族がすべてでもない。個体差の大きい「別人」同士が、違いがあっても「排除」でも「我慢」でもなく認め、その上でたまには近づいていくことで新発見があり、自分が変われる。

仲良しだから素晴らしいのではなく、そんな場を持てることがしあわせ。若者よ、一緒に苦労しましょ、結婚しましょうよ(笑)。

互いの気持ち　支え合う

「誰かの支えになろうとする人こそ、いちばん誰かの支えを必要とする人である」

横浜の駅に小さく掲げられたそんな言葉が、人々の心の琴線に触れてツイッターを発端に広まっているらしい。とある在宅医療クリニックの広告だという。

実は私も、これを見たとたん思わず「うるっ」ときてしまい、強いはずの自分がなぜ？と不思議だった。でも考えてみれば私も、信頼できる人に愚痴ったり、アドバイスをもらったりしている。それを友人に話したところ「強いはずのあなたが、自分にも支える人が必要だと気づいたことが何よりも良かったと思うよ」と言ってくれた。

自分はただ強いだけではない。ただ弱いわけでもない。でも誰かの支えを必要としている。そのことを自覚できたやりとりだった。長い人生の中で人は、自分以外の人を支える場面に多く出合う。また負担の多い仕事や合わない環境で苦しむこともある。強そうに見える人だって、ひとりになってみれば弱いただの人間である。

でも、途方にくれることがあっても自分の弱みを出してはいけないと考えて頑張り過ぎていないだろうか。まわりでも「あの人の役割だから」「しっかり者だから」と頼り過ぎていないだろうか。

「夫が子育てを手伝ってくれない」と不満に思う妻は多い。しかし育児ひとつとっても、夫と妻の助け合いには大きな課題が横たわっていて、簡単に解決できない。

そんな時には、「必要なのは必ずしも作業の平等な分担ではなく、互いの気持ちを支えることも大事」と切り替えることも必要だ。「大変だったね」「少し休んで」などのいたわりの言葉や「頑張ってるね」「君のおかげだよ」といった感謝の言葉は相手の元気を引き出す。

みんな誰かを支えている。そして同時に、支えている人も、また誰かの支えを必要とする弱い人間の

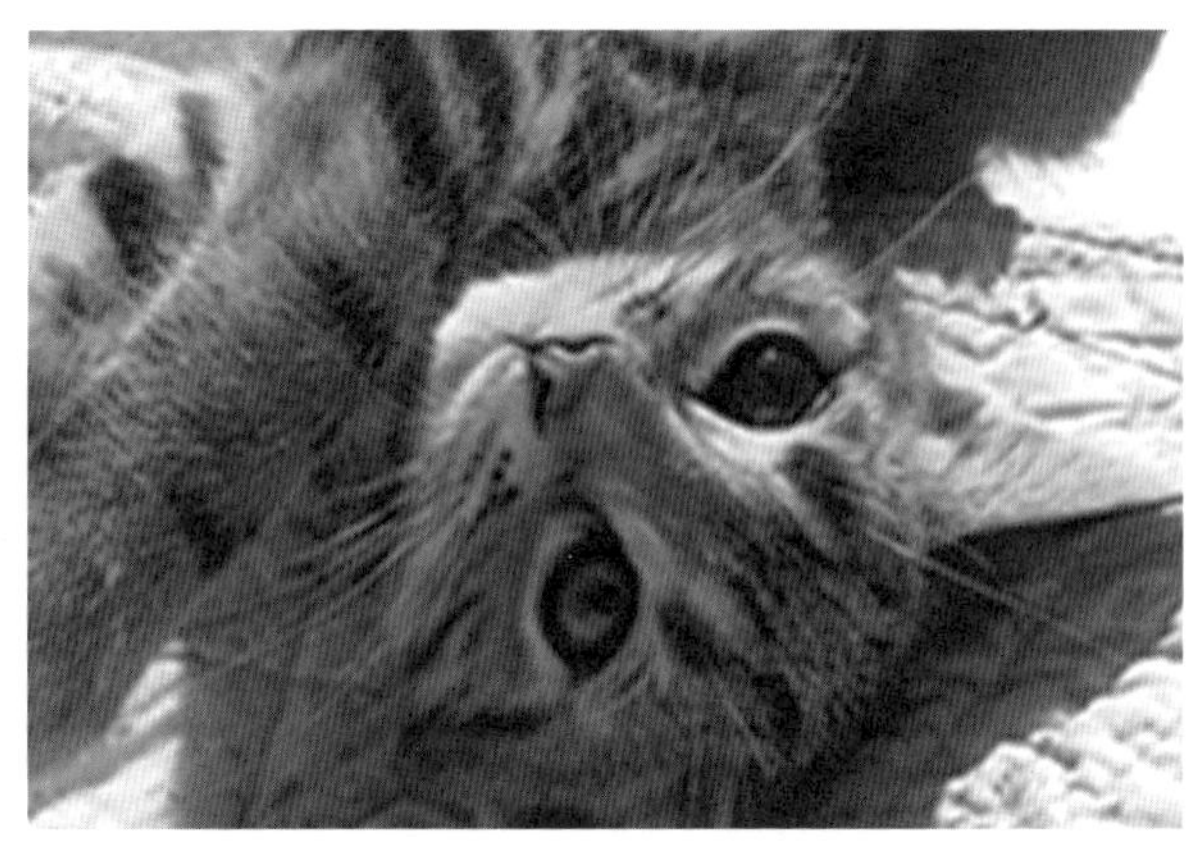

ひとりである。本人がそれに気づくことが大切だ。気づいていたら避けられた事故や病気はいっぱいあるはず。支える側も、その方法にはいろんなやり方があると知ること。実際に手を貸すだけでなく、ねぎらう、いたわる、共感する、話を聴くなども大切な〝心の支え〟である。

実際には妻の方が子供に関わる時間が長くても、その妻を夫が助けることから始めたらどうか。みんなが同じようにやれなくても、違う能力や立場で力を出し合えれば、そこにはいい循環が生まれる。私もまたみんなに支えられていることをあらためて自覚し感謝の気持ちが生まれた、小さなクリニックの小さな広告だった。

精神科医の「教科書」

先日、「人の相談に乗るときに」というタイトルの講習会に参加した。カウンセラーが講師を務める内容で、10人ほどの中年男性や若い女性たちが集まっていた。

終盤に「職場の同僚とうまくいかないんです」というよくありがちな悩みが例題として挙げられ、先生は「回答を焦らず、まずその人の気持ちに焦点を合わせて答えましょう」と説明された。ところが、男性の方の多くが「気にしないでやりましょう」「もっとこうしてみたら?」と励ましたり助言をしたりしていたので、先生も思わず苦笑されていた。

次に2人組になって相談役と聞き役をやったのだが、みんなが聞いている状況での聞き役は緊張のあまりドキドキし、内心恥ずかしい思いをした。

精神科医とカウンセラーは似て非なる職業である。精神科医は限られた時間の中で身体的な病状も合わせ診て診断し、同時進行で治療も行わなければならない。徹底的に「聴くこと」の訓練をしているカウンセラーに比べると、聴くことが下手だと自分では自戒している。そのため、たえず意識して学び続けないと上達しない。

しかしこうして講座や訓練を受けるだけが熟練法ではない。私が長年をかけて体得した方法、それは何か。今日はとっておきの「誰でも相談の達人になれる方法」をお教えしよう。相手の気持ちに焦点を合わせ、相手の気持ちにすっと入りこめる対応は、誰にでも簡単にできるものではない。なぜなら「人の心は見えない、わからない」からである。

しかし反対に、自分の心はどうだろう。「自分の心だけは見える」。これが今回の最大のヒントである。例えば失意のどん底にあった時、自分がどんな気持ちになったか。またその時に、誰のどんな言葉が一番自分の心に響いたか。あるいは、どんな言葉で傷ついたのか。それらは意識して自分の心をのぞきこめば誰にでもわかることである。

そしていつか、同じように失意のどん底にある人に声をかける時、自分のもらった言葉やほしかった言葉を思いおこせば、それは自分の体験から得たとても貴重な相談の糧となるだろう。その積み重ねで私はやってきたと言っても言い過ぎではない。

すなわち精神科医の教科書、それは「自分の心」。自分の心だけは誰にでも見える。それをヒントにして考えたり感じたりすれば、きっと誰でも相談上手になれる。苦労した人や感受性の強い人ほど人の気持ちに添えるのも、そうやって自らの経験をひとつずつ自分のものにしていった結果なのだと思う。さあ、明日から誰でもカウンセラー！

体動かして心休める

私の外来には、「寝つけない」「ぐっすり眠れない」などの睡眠障害の方が、その処し方を相談しに来院される。またうつ病や不安障害などの回復期の過ごし方に悩む人もいる。今回はそんな方に向けて書いてみたい。

「眠れない」と言うと、「眠れなくても死ぬわけじゃない」と気休めを言う方もいるが、皆が寝静まった夜に一人眠れないつらさは経験しないとわからない。また、「体を動かさないからだよ」とアドバイスされる方も多い。確かに運動した日はぐっすり眠れるものだが、そうそう運動ばかりしていられない。

そんな時、私は言う。「体を動かさないと眠れないのなら、病院に入院している患者さんは皆不眠症のはずでしょう。ベッドで寝たきりの方でも心が平静ならぐっすり眠れるよ」と。どうも「体を動かす、動かさない」だけがキーワードではなさそうだ。

そもそも、眠れない原因は「心の病」や「生活リズムの乱れ」「脳血管の老化」などに起因した〝脳の興奮〟にある。つまり睡眠障害とは「必要以上に脳が興奮している」状態だし、うつ病などの時にも体は思うように動かないのに、脳の中は意外に忙しいもの。従って解決法は、考え込む時間を少なくすることで、脳の興奮を抑えていくことである。

では、どうすればいいか。ズバリ「頭を空っぽにすること」である。実はそのためにこそ「体を動かす」ことが必要なのだ。散歩がいいのは、適度に無心になれるからだ。体と頭を同時に動かすことは難しい。体を適度に動かすことのメリットは、実は頭の中が余計なことを考えずに無心になれること。それこそが不眠症やうつ病の回復期にいいのだ。

静止した状態で頭を空っぽにするなんて、ヨガの達人か高僧でもなければ難しい。凡人には、散歩の他に、単純な家事、トイレ掃除、プール、料理、農

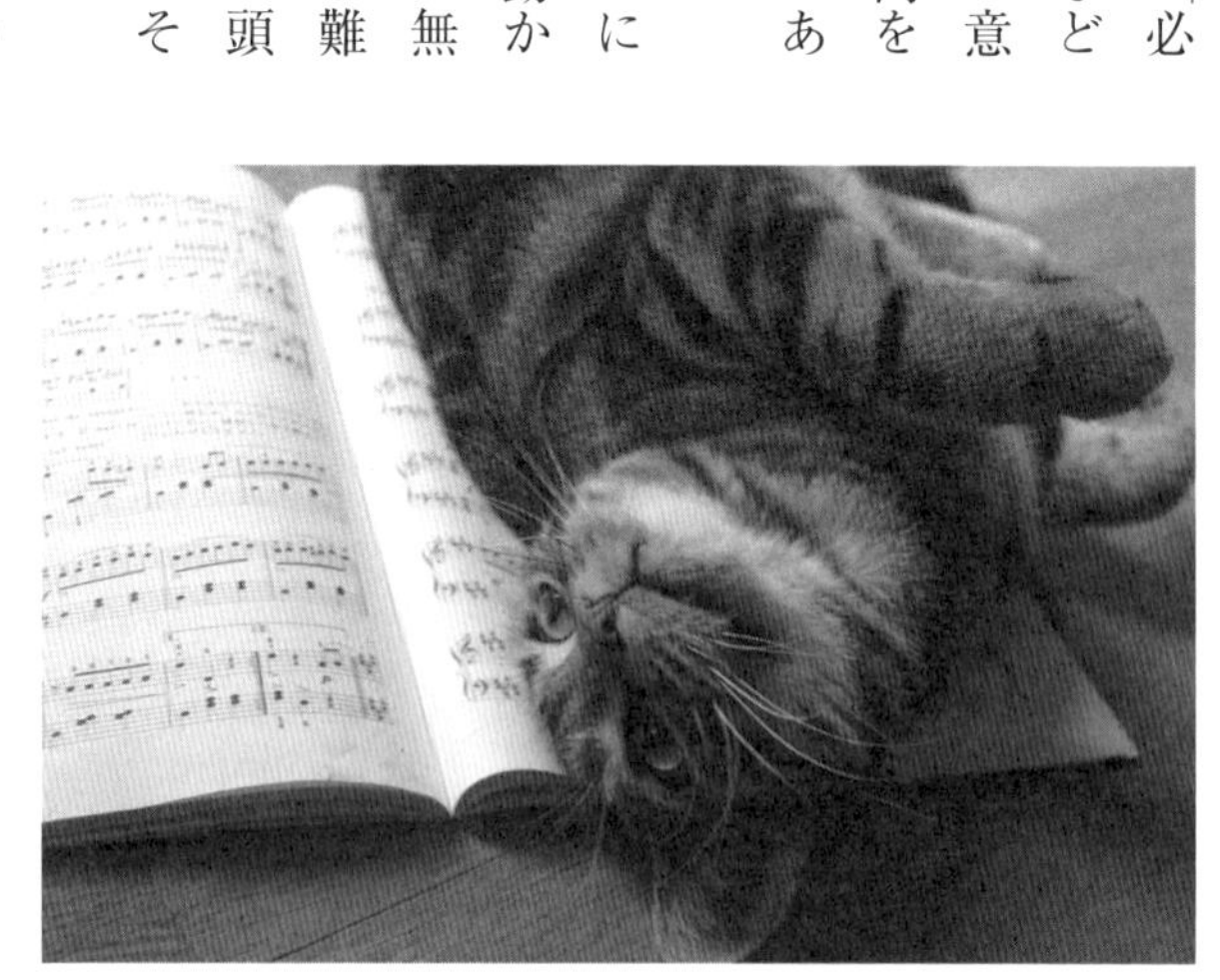

作業、草むしり……などがお勧めである。余計な考え事から解放され、無心になれるかどうかがポイントだ。

まず「体を動かす」、その結果「頭を空っぽにする」。このふたつのキーワードを満たす自分なりの方法を、ぜひいろいろ試してほしい。

こう書くと、「方法の正解を教えてほしかった」とガッカリされるかもしれない。けれど、養老孟司氏も著書『バカの壁』でこう書いているではないか。「自分の頭で考えることこそ大事だ」と。日本人は「本当にそうですね。自分で考えなくては。ところで何をすればいいんですか」と言うらしい。これではしゃれにもならない。

これは健康な人にとっても大事なこと。体を動かして無心になれる方法と時間を暮らしの中にぜひ取り入れてほしい。

〈注〉
養老孟司著『バカの壁』（新潮新書）

人生の分岐点に気づこう

田舎でのんびり暮らしていると、それが当たり前になる。毎日走る道路には車も信号も少ない。たまに甲府などへ出かけると、われながらハッとするような瞬間も多い。大げさかもしれないが、ここが「人生の分岐点」となる。

「街は慣れないから車で行くのはやめよう」と思う人と、「だからこそ時々出かけよう」と思う人の違いである。やめるか行動を選ぶかはすべてのことに当てはまる。

患者さんたちを見ていても、人生という道の歩み方で60歳くらいから違いが出始め、70歳を越えた頃には顕著になってくる。前者を選び続けた人はどんどん頭が固くなり、ますます環境の変化に対応できなくなるのだ。

そうした頑固さは体でも正直だ。たとえば、職場に行く途中に寄り道して用事を済まそうと思ったのに、ふと気づいたらいつも通りのまま職場に着いてしまっていた、という経験はないだろうか。運転する手が、動きを覚えてしまっているせいだ。脳は一度覚えてしまうと、そのパターンを変えるのは難しい。それを崩すにはよほど意識しないといけないというのがこの事例でもわかる。

では、毎日刺激のある環境に住めばいいのだろうか。ある70歳すぎの患者さんが都会に引っ越した。はじめは興味津々で街を探索していたが、次第にマンションから出るのがおっくうになってきた。散歩も買い物も大都会では面倒だという。近所づきあいもない。畑もない。そんな暮らしを2年も続けた頃からもの忘れがひどくなってきた。

ただ都会がいい、田舎がいいという話ではなさそうだ。絶えず脳に異なる刺激を与えているか。さまざまな環境のもとでつねに自分の頭で考える習慣を持っているか。それがこつのようである。

そんなことに改めて気づいたのは、年末に夫婦で東京に出かけた時である。地下鉄の乗り継ぎは複雑で難解だが、夫がスマホで検索しながら歩いていくので、私はぼーっとついて行けばいい。これほど楽ちんなことはない。ところが翌日ひとりで行動する羽目になり、誰かの後ろを歩くのと自分の頭で考えて動くのとでは、こんなに違うのかとつくづく驚いたのだった。

人生の分岐点は実はどこにでも転がっている。それを分岐点だと気づかぬまま、人は従来のやり方、楽なほう、リスクの少ないほうを選びがちだ。それをまた無意識に周りにも押しつけている。

しかしこうした選択の繰り返しが実は人生を、社会を大きく分ける。未知のことや行動することを怖がらなくていい。迷っていることがあったらぜひ、新しい経験を選んでみよう。大変だったけど、確実に進化したなと思えるこの一年に私はしたい。

「二重役割」の難しさ

音楽家・小室哲哉さんの引退報道を見て、ひとりの女性を思い出していた。50歳を過ぎて再婚し、幸せの絶頂にあった最中に脳梗塞を起こし、手足のまひと軽い認知症が後遺症として残った人である。

本人は童女のようで屈託なかったが、精神的に不安定になりご主人は悩まれた。将来を奪われたような絶望感の中で、最もつらいだろうと察したのは、介護の大変さより、日常的に彼女と対等に普通の会話ができないことではないかと思われた。まだまだ恋人気分だった二人が、「夫と妻」の関係から、突然「介護する者と介護される者」、「父親と幼い娘」のような関係になってしまったのである。

このように、同じ人ではあっても異なるふたつの役割を担うことを二重役割という。このような夫にとって、それは愛するパートナーが突然いなくなってしまったと同然のストレスでもある。小室さんもそんなことを話されていた。残された人は、その寂しさや渇望に何年耐えられるだろうか。

私たちも、普通の結婚生活の中で、同じような問題を抱えている。恋人がいずれ夫婦となり、子どもができると親になる。その過程で、「夫と妻」には、新たに「父親と母親」としての役割ができる。こうした構造もまた、二重役割である。そして二重の役割を健全に維持することは、心理的にとても難しいことなので、たいていの場合、そのことに気づかないまま、必死で我慢を重ねる。

私の患者さんの中にも「子育てが大変」とやってくる女性は多い。そんな場合、夫と妻としての関係は置き去りにされている。また夫婦には「男女の役割」と「主婦」という二重役割もある。

家事や育児で疲れきっている時に突如、夫から妻としての関係を求められ、気持ちを切り替えることができない自分が悪いと言う。でも急に「妻」に戻れない女性が悪いわけではない。それはもともと心理的にとても難しいことなのだから……。そう言うと、ホッとする方は多い。

そんな普通の夫婦の場合でも、二重の役割をうまくこなそうとするより、まず難しいことに気づいているだけでいい。そうすれば自分を責めることもないし、難しいことを承知の上で、夫婦で改善策を考えていける。

小室さんの場合に戻ると、カッコつけたり我慢し過ぎたりしたことで、結局は不倫報道や引退という結果を心ならずも招いてしまった印象だ。介護や子育てに奮闘する人が、弱さや大変さを認めることは恥ずかしいことでない。また大変な状況の中にあっても、同時に自分の精神的な充足に敏感でいることは私たちが生きる上で大切にしたいことである。

人生の優先順位

精神科医の仕事のひとつに「交通整理」がある。いつも機嫌の良いB氏が、今日は渋い顔でやって来た。ひとり暮らしのうつ病経験者だ。生きがいにしていた音楽グループの活動に最近、熱が入らなくてつまらないと言う。

「でもね、いいこともあったんです。共同作業所に行き始めました。週2回です。僕は週3回は行きたいんですが、ケースワーカーが週2回からじゃないとダメと言うので」とこれも不満のようだ。さらに「関わっている宗教の活動も週2回はしたいし、家事もあるし……」とだんだん迷走してきた。「いったい何が一番大事なの？」と聞くと、即座に「そりゃあ、仕事です」と答える。「でも、音楽は生きがいだし、宗教は神に見捨てられると大変だし」となかなか欲張りである。

「あなたは家庭を大事にしなければいけない時に、仕事一筋になり過ぎて家庭を失った。仕事を大事にしなければいけない時に、別れた家族に執着して仕事まで失った。何が大事かはその時その時で違うと思う。今の優先順位を決めなさい。それに従うと迷わなくてすむよ」と私。彼は「やっぱり仕事です」ときっぱり言ったあとで、「2番目は家族です。嫁も子どもも今はいなくなったけれど、世話になっている姉夫婦との関係はとても大事ですから」。そして3番目が宗教、4番目が音楽活動で、とやっと落ち着いた。

「それなら今、音楽に気持ちがいかなくても仕方ないね。仕事が1番なら週2回でいいから3カ月は続けること」ということで交通整理は完了した。彼は「話して良かった。ああ、すっきりした」と顔が明るくなった。でもここからが本番である。患者さんはいつも悩みを持ってやってくる。しかしそれほど大事ではないことに一番大きなエネルギーを使っていることが多いのだ。

これは患者さんだけに限らない。多くの人が、「そ

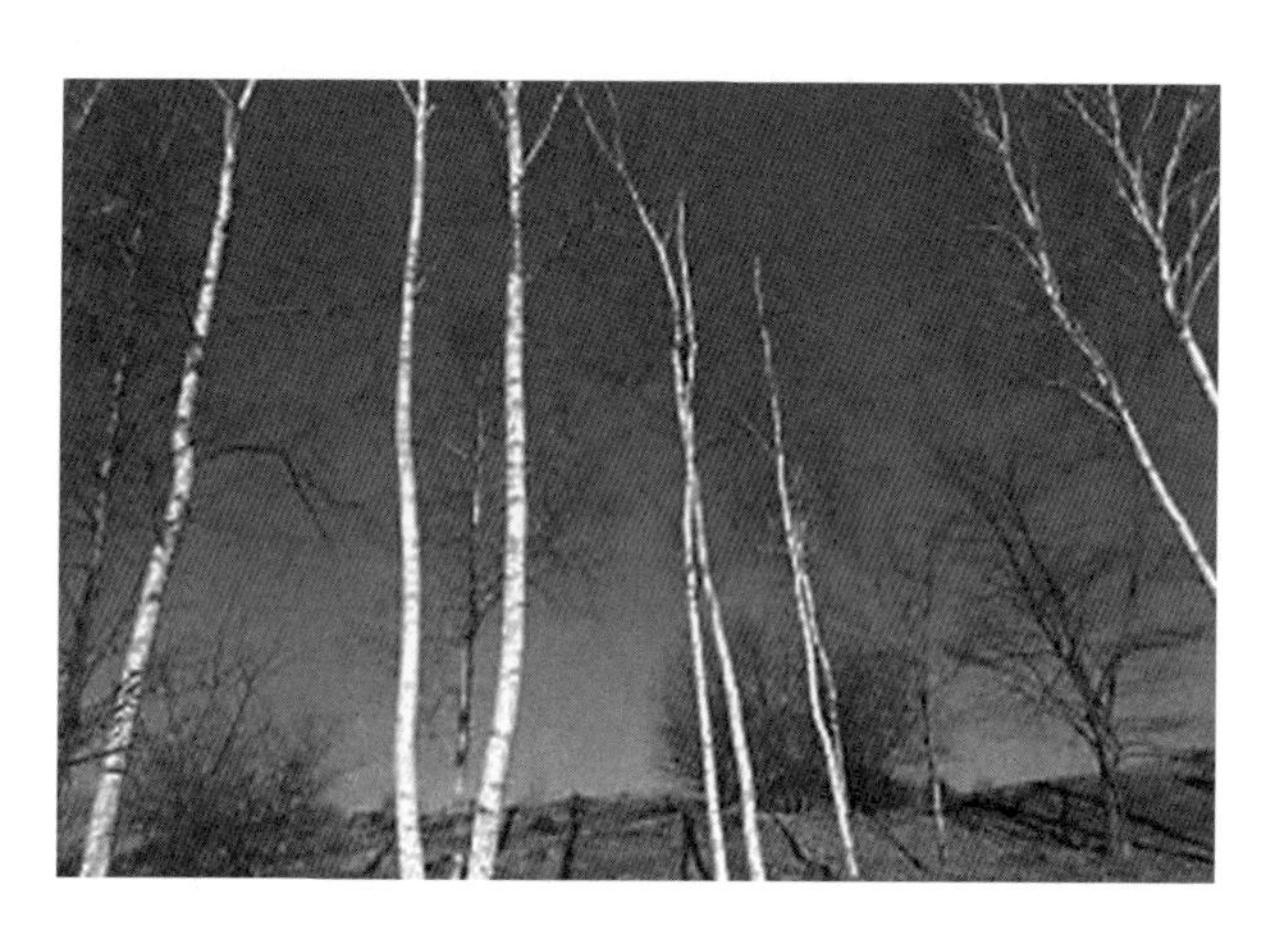

んなに大事でもないこと」にこだわり、悩み、愚痴を言い、エネルギーを消耗していると いうのは本当に驚くばかりである。たとえば仕事が大事と言いながら、スルーすること だってできる職場の人間関係にひどくこだわる。子どもが大事と言いながら、しゅうとめ さんの愚痴に終始する、などである。頭の中を交通整理して、「人生の優先順位」を確認し たら、次は「優先順位の低いことに、貴重なエネルギーを使っていないか」日々チェック することが、むしろ大事ではないかとつくづく思うこのごろだ。

というのも、最近自分が、そのわなにはまってしまったのだ。仕事と健康を最優先にし ているはずの私が、実にたわいない夫婦げんかのこだわりやひっかかりが続き過ぎて、 ちょっと体調不良になってしまった。なんとも情けない今の気分なのである。

「イライラ病」はない

うつ病で治療中の患者さんで、うつ病は改善しているのに「イライラ感だけが消えない」と訴える場合がある。そんな時私は「イライラだけじゃ病気ではないよ」と答える。つまり「イライラ病」はないという意味だ。だからといってイライラ感を否定しているわけではない。

そんなある日、障害のある家族を介護されている女性が来られて「3人の子育てと介護と自営業に追われてイライラします。何か解決法はないですか」と言う。いつ見てもおおらかな方なので驚いたが、彼女は「おもちゃが散らかった部屋にいるだけでイライラして、片付けなさい！と怒鳴っちゃう」と笑う。

彼女のように自分の中のイライラ感を自覚することは大事だ。自覚もないまま破綻への道筋を歩いているとすれば、そのほうが怖い。介護している相手につらくあたる、子どもを虐待してしまう、などもその前段階は「気づいていないイライラ感」だ。イラつく気持ちに気づき、それを認めた上で、その原因を考えよう。

イライラの原因は三つ。まず一つめが、「できもしないこと」を頑張って一人でやろうとしていないか。二つめが、「ねばならない」の思い込みが強過ぎないか。三つめが、「モノを持ち過ぎていないか」である。

解決策としてまず自分の限界を知り、まわりに助けを求めよう。また「しなければ」という思い込みを捨ててやめてみたところ、気持ちが軽くなって驚いた、という経験はないだろうか。あるいは、子どもやパートナーを思い通りにしようとしたり、変えようとしたりするのも、しょせんは「できもしないこと」の一つである。

整理できていないモノを持ち過ぎて把握しきれていない人も「イライラ予備軍」だ。キッチン、リビング、仕事机がきちんと片づいている人は、やはり余裕が違う。「モノの多さ」はイライラに直結するのだ。心地よく暮らす基本は、持つモノを管理できる範囲まで減らすこと。減らすコツは「玄関からモノを入れる瞬間に熟考すること」だと聞いて、究極の「水際作戦」かと納得した。

また私のように新しいもの大好きの人間が、スマホを持たないという選択も人知れず(笑)勇気がいるのだよ。遠くに住む大好きなめいの結婚式を欠席し、お祝いだけ送るという決断も、本当に勇気と決断が必要だった。でもそんな生き方で生きやすくなったと思う。

さらに不要なモノを減らし、「やるべき」の思い込みを減らし、どこまで減らせるかためすのは楽しい。すべては「忙しい」や「イライラ」に人生を侵食されず、身軽で飄飄と生きたいという私の理想の人生のためなのだが。

「好き」を見つける

職場の仕事机に、長い間一枚の新聞の切り抜きが貼ってある。有名なドラマの一節で、父親が息子にこう語る。

「若い時に、なんでもいいから好きと思えるものを見つけなさい。それは瓶のフタでも、道の小石でもいい。それが漫画なら、好きな漫画を読んでいるうちに、だんだん何がそんなに自分を引きつけるかもわかってくる。深い味わいが出てくる。若い時に何か好きなことを見つけるというのが大事だし、それが若い君の仕事なんだ」

こんなふうに「関心を持てるものならなんでもいい」「それが若い君にとって一番の仕事なんだ」と言うところが好きで、いつもその切り抜きを眺めている。

私が子どもの頃は、学業を身につけるのが精いっぱいで、習い事などしなかった。だから私は「好きで好きで仕方がないものにのめり込む」という経験をしないまま大人になり、親になり、年を経た。

長い間そう思っていたのだが、考えてみれば、アリの巣を夢中で探すことだってよかったのだ。時代や親のせいにしてはいけないとようやくわかったのはつい最近である。

ある中年の女性は、生活に追われ仕事に追われてきたので、趣味も好きなことも何もないと嘆く。ひとりでいるのが好きで、習い事なども苦手らしい。でも花の小鉢を育てているという話になった。

「わずか数鉢だけど、水をやったり、育っていくのを見るのは好き」と言う。「すごいわ、私ならすぐに枯れさせちゃう」と言うと驚いていた。「それはきっと、あなたの好きで得意なことだと思う」。そう返すと、彼女は意外そうだった。

つい最近も、私が趣味のピアノをやめたと言ったら、ピアノ友から「趣味はいるよ」と言われた。「今は野菜料理に凝ってるからいいの」というとこれまた意外な顔。料理は趣味でなくて家事だと言わんばかりだ。

世間では、趣味というと高尚なもの、相当の域に達したもの、という思い込みがある。そうでなくても全然いい。誰にでも必ずある。毎日の生活の中で思わずしていること、知らず知らず長く続いていることが。自分では当たり前すぎて意識しなくても、家族や友人からは見えていることも多い。言われてはじめて「そういえば」と気づくかもしれない。

そう、きっと誰にでも〝好きの芽〟や〝好きの種〟があるのだ。だから、好きなことや趣味を無理につくり出したり、「ない」と決めつける必要はない。今のあなたの暮らしを、あらためて振り返って探してみよう。その中の一つの種でいいから育ててみよう。あなたの「好き」は、あなたに見つけてもらうのを、きっと首を長くして待っている。

嫌悪感の裏にある願望

若いころ勤めていた精神科病院に、ある中年の女性患者さんがいた。外出可能な病棟だったので、彼女は時折、男性を意識したような派手な化粧や装いで出掛けていた。看護師たちがその様子を見て、「いや〜ね、あんな格好で」と言うので、私は「上品に装うあなたの中にも本当は、もっと女っぽい格好をしたいという願望があるから気になるのよ」と返した。そのことをきっかけに私たちスタッフは患者さんの心を理解したり、自分を見つめる学習をしたりしたものだ。

女性が「いや〜ね」と眉をひそめるということは、もちろんそれを認めたくないわけだが、その裏には「どうも気になる」とか「自分だって本当はしてみたい」という隠された願望のようなものもある。むしろ自分が抑圧していることを堂々としているからこそ、「イヤだわ」「許せない」という気持ちが起こると言ってもいい。

もし、自分の中に願望のかけらもなければ何とも思わないはずだ。その証拠に、例えば手の届かないレベルの高い人や住む世界の違う女優さんがいくら豪華な結婚式や派手な格好をしても別に気にならないが、身近な友人が同じことをすれば心はざわつく。つまり人は、「自分と同レベル」と無意識に感じている人の「自分が羨望したり抑圧したりしている行動」などに対して反応するのである。

また逆の現象もある。自分にないものは見えないのだ。異業種交流会でのこと。出会ったばかりの男性に突然、「あなたは気が強い頑固な人だ」と言われて驚いた。

私は自分の中には強さと優しさの両面があると思っている。「なのに、この人は初対面の私になぜそんなふうに決めつけるのだろう」と心にひっかかった。その時、「人は自分の中にまったくないものは、相手の中に見い出すことができない」と気づいた。その男性は私が持っているタイプの優しさは持ち合

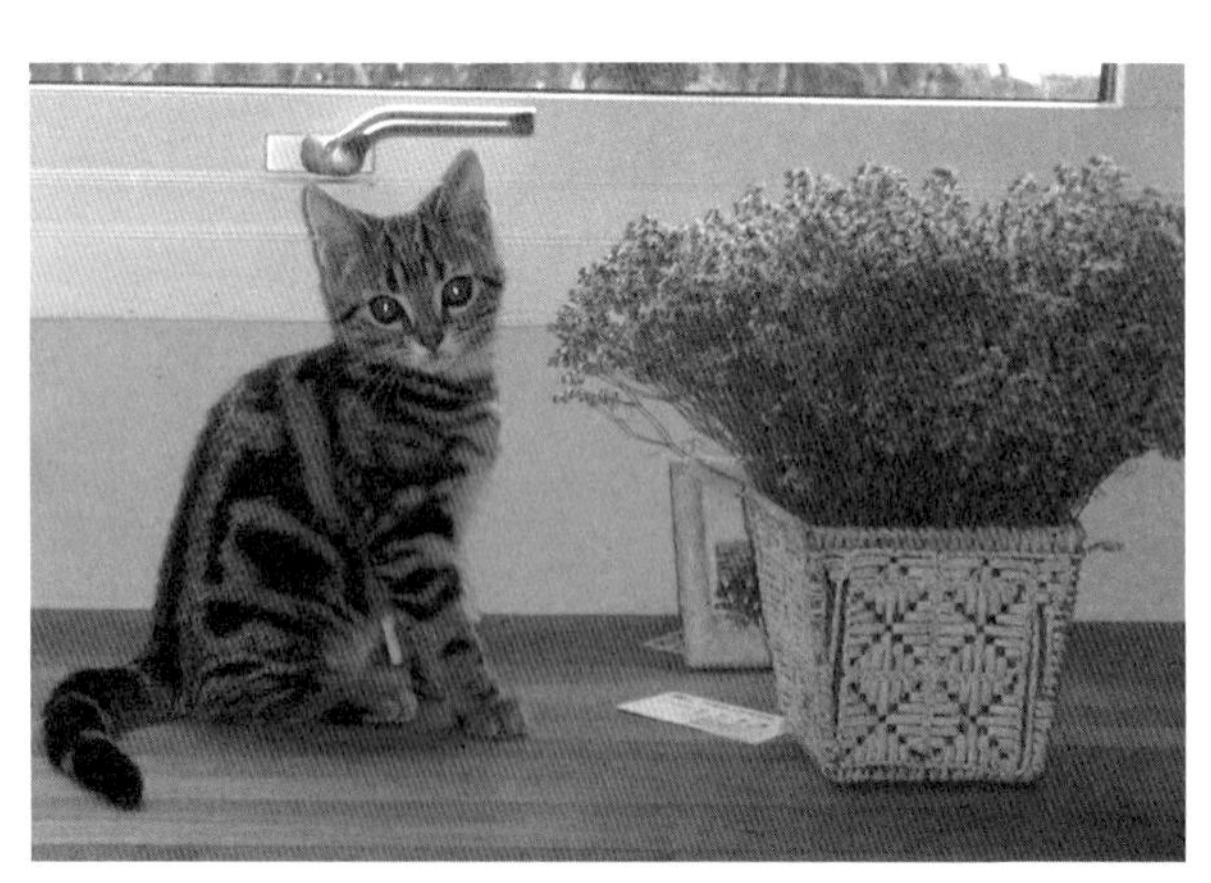

わせないため、他人の中に見えないのだ。そう理解したところストンと腑に落ちた。

以来、誰かから私の欠点や悪口を一方的に言われても、「気になる存在なのかな」「ああ、この人には私の持つ長所がないから見えないんだ」と思えるようになり、心も波だたなくなった。嫌悪感は、自分の抑圧しているものを教えてくれる。また嫉妬や羨望は、自分が認めたくなかったけれど、本当は欲しがっているものに気づかせてくれる。そう思うと、「なあんだ」と思えたり、「それを目指そう」と目標が明確になる。

こんなふうに人は主に相手を通して自分を知ることができる。だからこそ人と人との関係の中で人は成長するのである。

対人関係は「わかりやすさ」

誰にも「苦手な人」はいるものだ。その理由を私なりに考えてみた。ある雑誌に、最も売れるセールスマンにはどんな特徴があるかとの調査が載っていた。結果は会話上手で社交的な人とはかぎらず、無口でもいい、そのキーワードは「わかりやすい表情をする人」。意外だった。人間は会話や態度だけでなく、まず顔の表情から、その人がどう感じているかなど瞬時に判断するものらしい。

人は子どもの頃からのデータを脳に蓄積し、それらの膨大なデータを元にコンピュータより速くて正確な判断を瞬時にすることで対人関係を築いていくらしい。そこで重要なのが「わかりやすさ」であり、「わかりにくさ」に対して人間の脳は本能的に不快を感じるのだそうだ。

私が苦手だと思う人も、無口で無表情のことが多く「何を考えているか」を判断しようとすると私の脳が疲れる。自分が冷たいわけではなく、ただ「わかりにくい」という一点で私は苦手意識を持ってしまうらしい。

面白いのは、必ずしも笑顔がわかりやすさにはつながらないことだ。緊張した時などに曖昧に笑う習慣のある人は少なくない。実は私も、ある集団精神療法の研修で意見を言った後に、笑った。講師から「いまの笑いの意味はなんですか?」と聞かれて戸惑ったことがある。指摘されて初めて緊張緩和のために無意識に笑顔を頻発していたと気づいたのだ。

しかし意味のない曖昧な笑いは、かえって不安や不快を生み出す。対人関係で好感を持ってもらいたいなら「愛想や笑顔」よりも、「いかに相手にわかりやすい反応をするか」がポイントなのである。

患者さんの診察の中でも、職場の人から苦手意識を持たれてしまい、それが発端になって関係がつまずく事例は多い。そんなときは、「相手はあなたを嫌っているわけじゃない。何を考えているかわからないから怒ったり遠ざかったりしているかもしれない」と助言する。

わかりやすい言葉で話し、その上で気持ちをちょっとつけ加える。それが「対人関係」の基本中の基本。用件に簡潔に答えることは大事。また用件がすんだ後の、気持ちを表す表情やほんの一言が、あなたの人間関係を良くしていくこと間違いなし。さて、今日の連載があなたの脳を疲れさせない、わかりやすい文章であったことを願っている。

成長に必要な拒否する力

ピーマンが嫌いな子どもは多い。子どもにそのおいしさがわからなくても不思議はないが、親としては「好き嫌いなく食べてほしい」と願うものだ。私の両親も私を「好き嫌いはだめ」「なんでも辛抱が肝心」が口癖で私を育てた。

だからいや応なくなんでも食べた。でも嫌いなものを嫌いと言うのは、本当にいけないことなんだろうか。そう思うようになったのはずいぶん年齢を重ねてからである。きっかけとなった出来事がある。

知人の男性とレストランに行ってメニューを選ぶ時、なかなか決められない私を見て彼はあきれた。「自分の好きなものや食べたいものが、そんなにわからないの?」と言うわけだ。これは私にとって痛烈な一撃だった。そう、私は自他ともに認める「嫌だの好きだの」と言えない人間なのだ。その時ばかりは、そのことをちょっと恥ずかしく思った。

それに関して思い出すことがある。その昔、精神科医になりたての頃、何十年という長期入院の患者さんたちに、退院を望むかどうか聞いたことがある。みんな「やっぱりいつか退院したい」という切なる願いを持っていた。思いきって全員に退院を提案してみた。ところがスムーズに乗ってくる患者群と、「絶対しない」と嫌がる患者群に分かれた。そして何年もの試行錯誤の結果、素直に退院に同意した患者さんの予後は悪く再入院が多かったが、退院を拒否した患者さんの多くは、時間も手も、とてもかかったにもかかわらず、最終的に家で生活することに成功した例が多かった。

その経験から「私は嫌だ」と拒否できるのは「力」だ、と考えるようになった。まず、自分の気持ちにちゃんと気づいて、ただ我慢するのではなく相手に嫌だと主張できること。そして拒否すれば当然起きてくる摩擦や葛藤から逃げずに向き合うこと。それが好き嫌いやわがままの効用だとすれば、成長という観点から、人生においてこの力を見過ごすわけにはいかない。以来、診療の中でも「嫌だ」という患者さんの気持ちに焦点を合わせる治療を心がけるようになったと思う。

人間はわがままに生きていい。「わがままに生きる」とは決して好き放題をすることではない。「嫌」と「好き」はつながっているために、それが「本当に自分が好き」と思えるものを見つける近道となるからである。

「直感力」を磨くコツ

人生は選択の連続である。幾万という選択の結果が、現在のあなたや私をつくっている。しかし人はその時々をどのように決断しているのだろうか。

人生には、理屈が通ることと、直感に頼らざるを得ないことがある。たとえば進路、たとえば結婚、たとえば職場……。そんな重要な人生の選択ほど、人は案外、直感で決めざるを得ない。今回は、どうすればその直感力が働くかについて書いてみたい。

脳は、日々膨大な情報を取り込み、瞬時に処理する優れた臓器である。処理能力は抜群だが、心と違って「曖昧なこと」は苦手で、「裏表」が通用しない単純な臓器でもある。だから与える情報をできる限りシンプルにしたほうが、脳は混乱を起こさない。直感力をより働かせるには、常に「自分の脳が混乱しにくい習慣を作ること」がコツだ。

脳の混乱の一例をあげてみよう。「予期不安」という心理状態があるが、これは脳が「もし不安発作が起きたらと不安に感じている状態」である。しかし脳は「予期不安」と、「実際に発作が起きた状態」を区別できない。結果、不安が増大して本当に発作になる。つまり脳は「想像」と「現実」の区別ができない。「いい言葉を使うといいことが起きる」というのも同じ理屈だ。

また、子育てにおいても、親の言葉と本音を表す表情が食い違っていると、子どもはどちらの情報を信じていいかわからず戸惑う。そういう子育てが繰り返されると、直感力が働きにくい人間になる。あるいは日常的な例として、常に我慢して相手に合わせていると、次第に自分の本当の気持ちが一体何だったのかわからなくなる。

このように脳に入る情報に虚実や矛盾があるほど、脳は混乱するのだ。私は、「先生は下手な占い師よりよく当たる」などと言われるが、それはいつも自分に正直な言葉を使い、心に正直な行動をとるからだ。時に「はっきりモノを言い過ぎる」と指摘され、また裏表の多い世間のお付き合いについていけず悩むこともある。しかし治療者としての直感力を鈍らせないためなら、世間の付き合いなどどうでもよい。

「言葉」と「本音」と「行動」ができる限り一致する生き方。それを生涯にわたって続けることで、直感力はどんどん磨かれる。とりもなおさず自分の願いが実現しやすい、幸せへの近道でもある。

「依存」断つには目標必要

ある芸能人がアルコールに絡んで問題を起こし、アルコール問題がクローズアップされた。そこでこの機会にアルコール依存症について書いてみたい。

この病気は本人も周りも気づきにくい。「やめようと思えばやめられるから大丈夫」「飲んでさえいなければいい人だから大丈夫」など、「ダイジョーブ」のオンパレードである。

依存症は、対象によって大きく三つに分けられる。アルコールや薬物、タバコなどの物質に対する依存。ギャンブル、買い物、ゲームなどの行為に対する依存。恋愛、親子など人間関係における依存である。

対象が何であれ、依存の精神病理や治療には共通項があるが、アルコールに話を戻すと、いったんのめり込むと「ほどほどに飲む」ことが難しい。「断ってしまわないかぎり」治りにくい。しかし、たいていの人が依存症だと気づいても「ほどほどに飲むようにしたい」と言う。「ほどほど」ほど難しいことはないことに気づいていないからだ。

これは自分だけでできるものではない。これを本人の意思の弱さや人格のせいにすべきではない。周りも協力することで、断つことが重要である。

しかし、問題はそこで終わらない。アルコールを断ったとしても、何か別の「頼れるもの」がなかったら、その人の心はむなしいだけになってしまう。もしその依存が、生きている故のストレスや孤独感、寂しさやむなしさを紛らわすためのものなら、それをやめても解決には至らない。やめたところでつらくて生きていけず、結局また始めるか、他の何かにさらに依存してしまう。再発の予防には、誰かとつながりを持ち、人生に生きがいや目標を見いだすことが必要なのである。

ところで「依存」は決して人ごとではない。そもそも人は、多かれ少なかれ何かに依存することで生きることにつきまとうむなしさから逃れて生きている。たとえば仕事、たとえばインターネットやスマートフォン、甘いもの、妻（夫）……などなど。思いあたることの一つや二つはあるだろう。いろんなモノや人と頼り合いながら生きている、それはそれでいい。しかしもう一歩踏みこんで「より良い人生を生きる」ことを考えた時、「自分の人生にとって依存気味のその時間がどういう意味を持つか」「依存する相手との関係が本当にいい関係か」など考えてみることも大事ではないか。本当は、他にするべきこと、したいことがあるかもしれない。もっといい関係になれるかもしれない。

依存は誰にでもある。しかし一方で、モノに頼らなくても、人に頼らなくても、自分が一番意義深く楽しい時間を過ごせる工夫はないか。この機会にそんなことを考えてみるのも意味のあることではないかと思う。

心の病は身体から治療

心の病の治療を始める時、私たち精神科医がとりかかるのは、まず二つ。「ぐっすり眠ること」「しっかり食べること」。誤解を恐れずに言えば、どんなに悩みが深くても、眠れて、食べられていれば、それは精神の疾患ではない。そのくらい心の病においても睡眠と食欲を重視する。だから治療の基本は、薬を使ったり、精神療法を施したりしながら、「眠れるように、食べられるように」を目指す。

次に大事なのが休息と活動のバランスである。もちろん症状の分析や、診断など総合的に進めていくわけだが、基本は「身体から整える」ということなのだ。これを私は「心の病気はまず身体から攻める」と表現している。

では身体疾患の場合はどうだろう。がんで余命1年と宣告された女性が来院した。手術は受けたが抗がん剤治療はせず、家族に支えられながら普通の暮らしを送っている。

その方が私の元に来られた理由は、「1年近く身体的治療を行ってきたが、自分の気持ちをゆっくり医師に話す機会がない。自分には『心』もあるので、緩和ケアだ、カウンセリングだ、と大層でなくてもいいので、もうちょっと自然な感じで気持ちを聞いてほしい」ということだった。1時間余りお話を聞くと、「自分の心がやっと居場所を見つけてもらった感じ。とても心が安らいだ」とおっしゃった。

重い身体の病気がわかった時、まず身体的治療を施すのは当然である。その時、自分の気持ちを振り向く余裕などないことが多い。けれど心と身体が対であることを考えると、心を無視はできない。「もっと早く気付いていれば」という後悔や、「どんな心構えでいたらいいのか」という戸惑い、「将来が不安」などの気持ちに寄り添われつつ治療を受けることは、大切だと思う。つまり「身体の病気は心から攻める」と良い。まずは病と向き合う心構えを作ってから身体的治療に向かう、という意味だ。

これらは、心の病にかかっている方にも、身体を壊している方にも、ぜひ伝えたい視点である。心の悩みにばかりとらわれている人は、まず身体や生活を整えてみよう。反対に身体の不調にばかりとらわれている人は、心の持ち方や考え方を見直そう。きっと道が開けると思う。

さて、この連載もこの6月ではや3年。今回で終わりである。みなさんに語りかけた3年間は楽しかった。まだまだ伝えたいことも書きたい気持ちもある。終わることを決めたのは、人生も筆も、休ませてあげることは必要だと感じたからだ。長い間のご愛読、本当にありがとうございました。またいつか、どこかで、お会いしましょう。

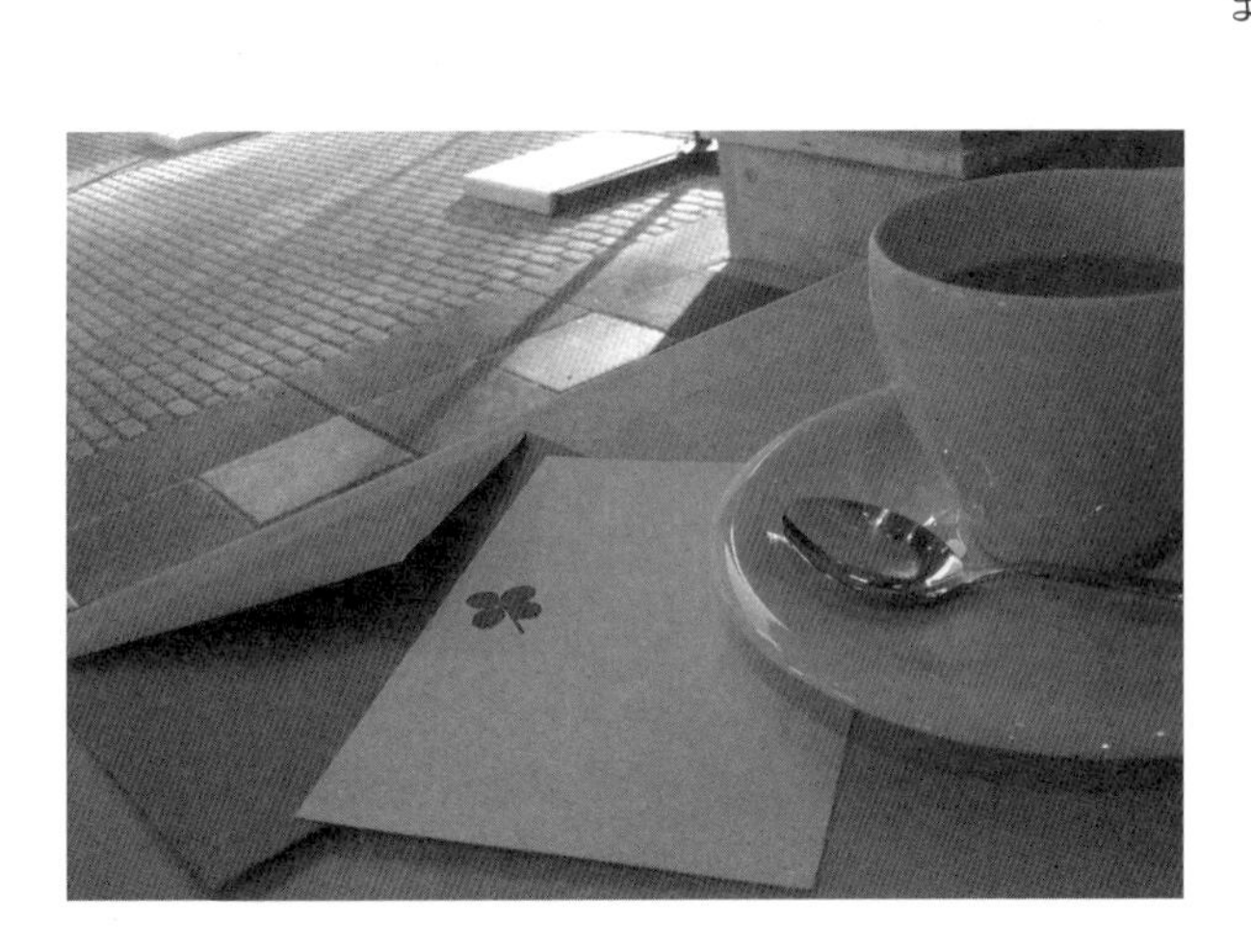

あとがき

医師になったのはもう何十年も前のこと。治療の対象となる患者さんは、統合失調症の方がほとんどでした。薬も今ほど良いものがなく、薬だけに頼ることができず、患者さんと文字通り、取っ組み合いをしたこともあります。往診をして治療の説得をしたことも数知れません。患者さんも家族も偏見などで苦しみ、私もそんな苦しい時代の中で医者となり、もっとも患者さんによって育てられた、今では数少ない精神科医のひとりとなりました。当時はどれほど精神病で苦しんでいても、なかなか自分の病気や治療の必要性を認めたがらない患者さんが多かったのです。「なぜ病気なのか」「なぜ今の自分ではだめなのか」と問い続けて治療を拒否する患者さんと、膝つき合わせて話し合うことは難しいことでした。しかし良い薬が出るようになった昨今より、考えさせられることは多く、またドラマチックであったように思います。

時代は変わり、クリニックも増え、平成に入ってからは主婦やサラリーマン、学生までが、わりあい気軽に精神科の門をたたくようになりました。少しは敷居が低くなったとうれしく思ったものです。ところがどうでしょう。最近では敷居が低くなり過ぎたのか、すぐに精神科を訪ねる方が増えています。なかには一度予約したものの、「悩みが解決したからキャンセルします」などと、病気というより「悩み相談」だったかと思うこともあります。そんな風潮の中、昔の患者さんのように自分の病気を認められないことと、現在の風潮である、すぐに専門家を頼ることは、実はどちらも「しっかり自分と向き合えない」という、同じ現象のウラオモテかもしれないと思うようになりました。もちろん専門家は大事ですが、少しでも悩んだらすぐに精神科へ、という傾向が強いのではと感じています。悩み苦しみながらも〝自ら答えを見つける力〟が衰えていることを心配しています。

私はふだんから患者さんを尊敬しています。よく知らない精神科医に、人には言えないような心の奥深くをさらけ出してくださる、その行為に敬意を感じています。ですから患者さんの話を症例や知識として人ごとのように書くことだけはやめようと、つねづね思っています。この本にもいろいろな患者さんが出てきますが、実は、患者さんのことの中に自分のことが混じっていたり、また患者さんを通してみた自分のことであったりするのです。テーマは必ず、その2週間の間にあった診療、自分の悩み、私の心に引っかかったこと、感動したこと、解決して喜んだことなど、自分の心模様の中から決めました。私が人間関係でつまずいた体験は、実は患者さんに起きていることと基本的には変わりません。ですから、自分のことではあるけれど、患者さんの話として書いたりもしています。本書は啓蒙書ではなく「精神科医も患者も普通の人も皆、同じだなあ」「自分で迷った時は、そんなふうに考えればいいかも」という気づきが随所に出てくる身近な気づきの本です。

人生には悩みなんてないほうがいいでしょうか。いいえ。悩みは人生に必要です。悩むことはとても大切な人生の出来事です。まず自分で悩み、自分の心を見つめ、家族や友人に相談もし、迷いながら行動する、決断する、受診を決めるなどというプロセスこそが大事なのです。私の文章に「どんな人の人生にも課題がある。課題はその人自身のものだから、たとえ親でも子でも相手の課題を取り上げてはいけない」という言葉があります。「いったい、私の課題って何？」と思うでしょうか。たとえば、あなたは人生で何度も同じようなことで悩んだり、同じようなことでつまずいたりしていませんか。そこに「あなたの課題」が隠れています。そんな自分の課題に気づき、向き合い、相談もしたりして、決断する。たとえ決断が失敗だったとしても、その結果を引き受ける。結果を引き受けることは、多くの場合、苦しいことです。また家族であれば、子供の課題に一緒に取り組んであげることは普通のことですが、しかしその行為が「子供の課題を取り上げる」「親が解決してしまう」ことになりかねません。でもそれでは子供は成長できません。自分で取り組み、失敗することの繰り返しの中でこそ、人は成長していきます。この本に、悩みの答えが書かれているわけではありません。けれど、精神科医として仕事を続けることが人生そのものである私の人生論を、大切につづった本です。どこから読んでも、どこから開いても構いません。あなたが自分と向き合い、自分の答えを見つける時のヒントになることを心から願っています。

新聞の連載は文字数が決まっています。ですから字数を合わせるために省略を重ねています。出版に当たって原稿を見直したところ、「言葉を足したい」ところ続出です。「手直ししたい病」の発病ですね（笑）。キリがなくなり、途中でキッパリやめました。そして、もう読者の方の想像に委ねようという境地に達しましたのでよろしくお願いします。連載時には限られた字数の中でわかりやすくなるように文章の点検を丁寧に行っています。それは十数年来の友人でライターである川井道子さんのお力もお借りました。道子さん、3年間のお付き合いありがとうございました。また山梨日日新聞社文化・くらし報道部の竹川元久部長と担当記者の窪田あずみさん（当時）は、いつも連載の一番最初の読者でした。毎回、文章のどこかに感嘆し褒めてくださるので、おかげさまでそれが単純にうれしくて書けたようなものです。担当記者さんは変わりましたが、いつも細かくチェックしてくださり、私の欠点を補ってくださいました。ありがとうございました。

また、「連載記事を切り抜いているのよ」という読者の方にもたくさんお会いしました。お手紙やおはがきも数々いただきました。お返事をお出しせず申し訳ありませんでした。この場を借りておわびとお礼を申し上げます。

山梨日日新聞社出版部の小林弘英部長（取締役コンテンツ事業局長）は、連載の時から「もっと多くの人に読んでほしいと思っていた」と言ってくださいました。一冊の本にしてくださった小林局長、古畑昌利部長、丸山亜矢子さんに心から感謝しています。そういうひとりひとりの気持ちから出発して一冊の本というカタチになりました。写真は連載に載せたものですが、この10年に自分で撮った中でもまな猫や身近なものなど気に入った写真を選びました。
みなさんのおかげで世に出ることになったこの本は、もう私のものではなくみなさんのものです。読んでよかったと思ってくださったなら、ぜひ必要な方にご紹介ください。読んだ方に喜んでいただけると、勧めた人の心はじんわりと温かくなると思います。温かい気持ちの連鎖が広がって、ひとりでも多くの方に本が届けられること。ひとりでも多くの方の心が、人に喜んでもらえたことでじんわりと温かくなること。そんな夢を描きながら、本を世に送りだしたいと思います。

平成30年10月

北村絢子

■著者略歴

北村 絢子 きたむら・あやこ

滋賀県生まれ。精神科医、山梨県韮崎東ケ丘病院長。金沢大学医学部卒。藤代健生病院（青森県）、石川県立高松病院に勤務後、金沢市内で神経科クリニック、大阪市内で心療内科クリニックを開業。2001年から韮崎市の韮崎東ケ丘病院に勤務し、2013年から現職。諏訪中央病院（長野県）でも診療にあたる。著書に『わが子の気持ちがわからなくなる前に読む本』（学陽書房）など。

こころ 曇りのち青空
Dr.あやこ 精神科医の処方箋

平成三十年十二月二十六日 第一刷発行

著　者 北村絢子
発行所 山梨日日新聞社
〒400―8515
甲府市北口二丁目六―一〇
印刷所 電算印刷株式会社

ISBN978-4-89710-630-4